心灵疗养处方

杨予轩 著

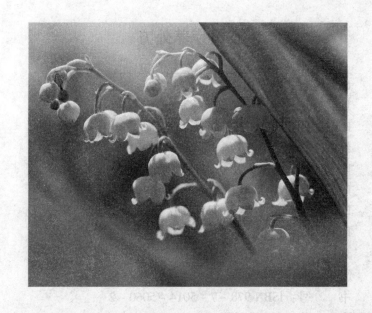

群众出版社

·北京·

图书在版编目（CIP）数据

心灵疗养处方：营造心灵宁静与安适的最佳法则／杨予轩著．—2 版．
—北京：群众出版社，2012.11
ISBN 978 - 7 - 5014 - 5060 - 2

Ⅰ.①心… Ⅱ.①杨… Ⅲ.①心理健康—普及读物 Ⅳ.①R395.6

中国版本图书馆 CIP 数据核字（2012）第 256395 号

心灵疗养处方

杨予轩 著

出版发行：群众出版社

地　　址：北京市西城区木樨地南里

邮政编码：100038

经　　销：新华书店

印　　刷：北京通天印刷有限责任公司

版　　次：2012 年 12 月第 2 版

印　　次：2012 年 12 月第 2 次

印　　张：15.5

开　　本：787 毫米×1092 毫米　1/16

字　　数：250 千字

书　　号：ISBN 978 - 7 - 5014 - 5060 - 2

定　　价：35.00 元

网　　址：www.qzcbs.com

电子邮箱：qzcbs@163.com

营销中心电话：010 - 83903254

读者服务部电话（门市）：010 - 83903257

警官读者俱乐部电话（网购、邮购）：010 - 83903253

文艺分社电话：010 - 83901330　　010 - 83903973

目 录

目 录

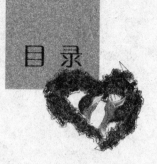

目 录

目 录

第七章　常见的心理问题

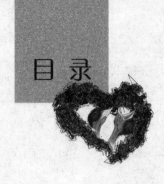

目 录

目 录

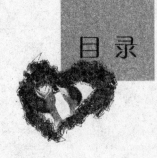

第十章 几种心灵按摩的方法

第一章　我们为什么要心灵疗养

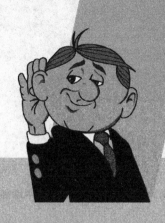

你具备健康的心理吗
心理健康已成为现代健康观念中一个不可或缺的部分。

健康心理的标准有哪些
美国著名心理学家马斯洛为心理健康提出 9 条标准。

现代人健康心理的最新标准
世界卫生组织认为，健康是身体上、精神上和社会适应上的完好状态。

你需要心灵疗养吗
到底哪些指标能证明我们是健康的？

你清楚什么才是健全的人格吗
健全的人格应该具备的 23 种要素。

你确定自己是个"大人"了吗

长大成人，意味着你言行中增加了很多义务和责任。

怎样才能成为一个成熟的人

成熟的人应该具备的 6 大特点。

什么样的状态应该进行心灵疗养

什么是亚健康状态？

如何判断自己的记忆力

衡量记忆的四个方面：识记、保存、回忆、应用。

你真的变老了吗

如何防止未老先衰？

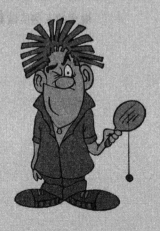

你具备健康的心理吗

心理健康已成为现代健康观念中一个不可或缺的部分。

心理健康的概念随着时代的变迁、社会文化因素的影响而不断变化。心理学家对心理健康的概念有以下几种说法：

"心理健康是指人们对客观环境具有高效、快乐的适应状况。心理健康的人应保持稳定的情绪、敏锐的智能和适应社会环境的行为。"

"心理健康是指在知、情、意、行方面的健康状态，主要包括发育正常的智力、稳定而快乐的情绪、高尚的情感、坚强的意志、良好的性格以及和谐的人际关系等。"

"心理健康是指人的一种持续的心理状态，主要在这种情况下能作良好的适应，具有生命的活力，能充分发挥身心的潜能。"

我们认为，所谓心理健康，是指对于环境及相互关系具有高效而愉快的适应。心理健康的人能保持平静的情绪、敏锐的智能、适应社会环境的行为和气质。

健康心理的标准有哪些

美国著名心理学家马斯洛为心理健康提出 9 项标准。

1. 对现实具有比较强的感知力。
2. 具有自发而不流俗的思维。
3. 能悦纳自己，悦纳他人，接受自然。
4. 在其环境中能保持独立，能欣赏宁静。
5. 对平常的事物，甚至每天的例行工作能保持兴趣。
6. 能和少数人建立深厚的友情，并乐于助人。
7. 具有民主的态度、创造性的观念和幽默感。
8. 能承受欢乐和忧伤。

现代人健康心理的最新标准

世界卫生组织认为，健康是身体上、精神上和社会适应上的完好状态。

世界卫生组织提出"健康是身体上、精神上和社会适应上的完好状态，而不仅仅是没有疾病和虚弱。"近年来，世界卫生组织又提出了衡量健康的一些具体标准，例如：

1. 精力充沛，能从容不迫地应付日常生活和工作。
2. 处事乐观，态度积极，乐于承担任务不挑剔。
3. 善于休息，睡眠良好。
4. 应变能力强，能适应各种环境的变化。
5. 对一般感冒和传染病有一定抵抗力。
6. 体重适当，体态匀称，头、臂、臀比例协调。
7. 眼睛明亮，反应敏锐，眼睑不发炎。
8. 牙齿清洁，无缺损，无疼痛，牙龈颜色正常，无出血。
9. 头发光洁，无头屑。
10. 肌肉、皮肤富弹性，走路轻松。

现在，世界卫生组织又具体提出了人的身心健康的 8 项标准：

1. 快餐

三餐的饮食吃起来感觉津津有味，能快速吃完一餐而不挑食，食欲与进餐时间基本相同。快食并不是狼吞虎咽，不辨滋味，而是吃饭时不挑食、不偏食，吃得痛快，没有过饱或不饱的不满足感。如果出现持续的无食欲状态，则意味着胃肠或肝脏可能出了毛病。

2. 快睡

快睡就是睡得舒畅，一觉睡到天亮。醒后头脑清醒，精神饱满。睡得快重要的是质量，如睡的时间过多，且睡后仍感乏力不爽，则是心理或生理的病态表现。快睡说明神经系统的兴奋、抑制功能协调，且内脏无病理信息干扰。

3. 快便

便意来时，能快速排泄大小便，且感觉轻松自如，在精神上有一种良好的感觉，便后没有疲劳感，说明胃肠功能好。

4. 快语

说话流利，语言表达标准、有中心，头脑清楚，思维敏捷，中气充足，心肺功能正常。说话不觉吃力，没有有话又不想说的疲倦之感，没有头脑迟钝、词不达意的现象。

5. 快行

行动自如、协调，迈步轻松、有力，转体敏捷，反应迅速。证明躯体和四肢状况良好，精力充沛旺盛。

6. 良好的个性

性格温柔和顺，言行举止得到众人认可，能够很好地适应不同环境，没有经常性的压抑感和冲动感。目标坚定，感情丰富，热爱生活和人生，乐观豁达，胸襟坦荡。能以良好的处世态度看问题，办事都能以现实为基础。

7. 良好的处世技巧

看问题、办事情，都能以现实和自我为基础，与人交往能被大多数人所接受。不管人际关系如何变化，都能保持恒久、稳定的适应性。

8. 良好的人际关系

与他人交往的愿望强烈，能有选择地与朋友交往，珍视友情，尊重他人人格，待人接物能宽大为怀。既善待自己，自爱、自信，又能助人为乐，与人为善。

你需要心灵疗养吗

到底哪些指标能证明我们是健康的？

1. 有健康的生活方式

不吸烟，少喝或不喝烈性酒。每周有三次体育锻炼，每次锻炼时心率要达到适当水平（120 次/分钟）。体重不超过标准体重的 20%，天天吃一顿丰盛早餐，不吃零食，每天睡眠 7~8 小时。每天食盐量保持 5 克左右。

2. 社会交往适应良好

能和朋友、邻居、同事、配偶、父母、子女融洽相处，无伤害他人之举。

3. 情绪健康

愉快地从事建设性工作和学习。了解自己每天的情绪状态及问题，知道如何处理它们。

4. 精神和哲理健康

自己的行为及偏爱和自己的价值观是一致的。

5. 要有良好的体魄

要灵敏地理解身体传出的各种需求信息，例如：应对疲劳、病症等及时发现，有利于作出何时去寻求医生的帮助。还应坚持参加每年一次的体检。

根据上述五条，可以评价自己的心身健康状态。由于许多慢性病的早期处于潜伏状态，如果反应迟钝的话，一旦发现就晚了。

为了能早期预防和警惕各种慢性病的危险信号，中年人应该学会提早察觉一些先兆。例如：女士要学会自我检查乳腺癌。另外，中年人对于头痛、头晕、胸痛、咳嗽、吐血痰、血便、高烧病症等都应立即到医院进行常规检查，对于糖尿病可以根据三多一少的病状或者自己的尿是否吸引蚂蚁来自我判断。每年要测血压、眼底、视网膜动脉、测血脂、做胸透、B 超、心电图、肝功能、体重与身高比及血糖值。根据上述检查，做出具体的健康评价。

你清楚什么才是健全的人格吗

健全的人格应该具备的 23 种要素。

1. 诚实

诚实的人拥有真自由；不诚实的人，牺牲明日的信用，滥用于今日。

2. 可靠

说到做到，无论职业，不管是修车工人还是公车司机。

3. 公正

抛开私利，远离偏见，对每个人一视同仁。

4. 勇气

勇气不靠力气，更不分年龄与性别。

5. 谦逊

不吹嘘，不骄傲，不牺牲他人成就自己。

6. 理性

理性使勇气免于鲁莽。

7. 自律

掌握小事，处理大事。

8. 乐观

相信生活，相信他人，相信自己。

9. 投入

设定方向，全心投入，达成目标。

10. 主动

去除借口，愿意尝试，不怕别人嘲笑。

11. 工作

每一种工作都是一种快乐和尊严。

12. 坚毅

成功属于坚持到底的人。

13. 负责

勇于承担责任，并对自己的选择和行为负责。

14. 合作

懂得和谐有效地互助合作，就能成就大事。

15. 管理

善用时间、资源和天赋，也意味着"好好管理自己"。

16. 鼓励

鼓励必须实际。在他人努力的地方帮助他们、支持他们，就是鼓励。

17. 宽恕

接受自己与他人的不完美，"宽恕就是遗忘"。

18. 服务

爱的果实是服务，每一天每一刻，都有许多机会为他人服务。

19. 捐献

捐款不在于数目的大小，而在于施予者奉献出了爱心。

20. 机会

每个人都能改变，只要他能把握机会。

21. 教育

教孩子分辨善与恶。

22. 友爱

尊重每一个人的自由与权利，无论种族、肤色、语言或宗教。

你确定自己是个"大人"了吗

长大成人，意味着你言行中增加了很多义务和责任。

有些人无法面对成年人要面对的一切，不愿放弃孩子气的生活模式，不愿意被当做大人对待。为了避免对事情负责，他们常常不惜放弃各种成功的尝试。无论是男人还是女人，长大都不是一件容易的事，只能靠岁月的艰辛慢慢修炼。

对孩子们来说，设想将来长大了会成为怎样的人，父母的行为方式往往是他们想象的重要原料。如果父母给他们留下的印象是做一个大人是多么有意思和强有力，他们会迫不及待地盼着自己长大。如果父母老是说成年人的生活艰难和苦涩，他们也许就会对长大后的生活心存畏惧。有的父母过于溺爱孩子，样样事情包办代替；有的父母只顾自己，忽略了对孩子的爱；还有的父母给孩子制定一些难以企及的生活目标。这些做法会在孩子成长的道路上投下阴影，给他们今后的成年人生活带来麻烦。

"在我的潜意识中，我一直认为必须有一个人来照顾我，因为从小到大，我的父母都护着我，我觉得独自一人简直无法生存。在许多方面我都很笨。可当我最终下定决心，搬出去独自生活以后，我觉得长大了许多，发现自己并不像想象的那样不可救药。我能够控制自己的生活，用不着一辈子靠别人为自己出主意。"

还有的人却拒绝长大，竭力在生活中扮演一个没头脑、不用对什么事负责的角色。他们在朋友或同事中显得无忧无虑，整天打打闹闹，逗人发笑，对一切都满不在乎。他们中的许多人其实只是为了逃避，逃避长大，逃避责任。在他们的童年，很多人都因为父母关系紧张或兄弟姐妹众多，不被关注，没有得到充分的爱。

据心理学专家分析，很多人在30多岁时，会产生一种被迫成熟的惶恐。许多人觉得无忧无虑的青春时代即将逝去，剩下的时光只是去应付承诺，去完成一些必须完成的事。要驱除这些令人焦虑的想法，最根本的是要弄清楚你自己这辈子最希望达到的目标是什么，最想干的是什么。如果总是回首四顾，注意周围人的所作所为，难免会有压力和恐慌。

有人对 50 名 25～35 岁的男女做过一次调查，对他们提出有关长大成人的一些问题，得到的回答五花八门。以下选择了部分答案：

1. 长大成人对你意味着什么？

不再为其他人的观点所左右，或把自己的成就和别人的成功做比较。

对自己的所作所为负责，不再让别人介入或依靠别人的拯救，用不着别人为自己找借口。

拥有自己的家，一个你为之付出，并从中得到温暖和支持的地方。

认识到生活不欠你什么。

从过失中学到东西，对做错的事负责，不怨天尤人。

终于能理解别人的观点了。

感受到自由的权利和责任。

学会爱，去爱。

2. 什么时候你认识到自己长大了？

开始全日工作的那一天。

意识到自己不是宇宙的中心，别人不会围着你转的那一天。

父亲去世之后，感到自己开始替代他那一代，因此一夜之间长大成人。

开始认识到母亲并不总是正确的那一天。其实，自己的观点和她的一样正当。

和伴侣一起搬进公寓的那天。那时，突然意识到，从此以后自己得容忍另一个人的观点和习惯。

生下孩子以后，感到使他幸福是自己的责任。

真正长大成人，就意味着能应付许多不确定的东西。我们要学会接受周围发生的一切，知道无论发生的是好事或坏事，都和机会有关。什么事情都得靠自己，没有人能照料你一辈子。

有的人觉得自己无法成熟，无法应付发生的一切。用不着担心，什么事情都不是在一夜之间发生的。如果人们选择某种生活的态度，那都是有前因后果的。比如有人喜欢寻开心，充当小丑的角色，那是因为别人的笑声给了他回报，使他满足。但如果这一招某一天失效，他渐渐地就不再如此而改成采取其他的行为方式来赢得别人的心了。当你为手中捏着的一张过期十年的青春期火车票而感到悲哀时，请打起精神来面对一切，等经验积累到一定程度，前面会别有一番洞天。

怎样才能成为一个成熟的人

成熟的人应该具备的6大特点。

1. 不要因为小小的挫折而灰心丧气

切勿沉溺于以往的失败中。容易遭受失败的人在性格上有一个共同的弱点，就是对琐事极为敏感。遇到小小的挫折便产生强烈的反应，甚至得出极端的结论。

切勿以偏概全。容易陷入抑郁状态的人对事物的解释常有一定的模式，就是将所有不快的原因归咎于自己的本身，归咎于自己的错误。

2. 消除自我能力不足的疑虑

克服"升迁"后遗症。

重视自己。任何人在人生舞台上都是最优秀的演员。

3. 从崭新的角度思考自己的弱点

切勿歪曲事实。事实不会对我们的心理造成不良影响，而我们对事实的解释却往往会形成不可磨灭的阴影。由此可见，最大的敌人不是别人，正是自己。

能接受真实的自我，就能保持内心的平衡。有自知之明的人，与自卑的人是不同的。

4. 不要隐瞒真相

不成熟的人容易掩饰自己的真实面貌。隐瞒真相，只会使原本微不足道的小事变得严重。

隐瞒真相可能导致两种不良的结果：一是觉得欺骗了他人，因而愧对他人；二是加重了自卑感，因而愧对自己。

切勿妄自菲薄。痛苦都是自找的。

5. 与其非难他人，不如改变自我

诽谤他人毫无益处。一味地责难他人、诽谤他人究竟有什么好处呢？充其量只是获得暂时的满足，而且是一种空虚的、虚幻的满足。而为了这暂时的、空虚的满足，你必须付出极大的代价，包括不再激励自己奋发向上和损害良好的人际关系。

越不想改变自我的人，越会责难自己。

6. 做自己的主人

不要为他人所左右。经常为他人所左右的人心中充满了恐惧，进而坐立不安。这种人必定是一个失败者，因为他们无法做自己的主人。

要敢于说"不"。

不要怀有罪恶感。应该高兴时却产生罪恶感，一定是因为自己的观念有所扭曲，这种人经常对他人的要求产生不必要的责任感。

什么样的状态应该进行心灵疗养

什么是亚健康状态？

精神正常并不意味着没有一点儿问题，关键是这些症状的产生背景、持续时间、严重程度以及对个体和环境的不良影响如何。正常人也可能出现短暂的异常现象，时间短、程度轻，尚不能贴上精神病的标签。

1. 疲劳感

通常有相应的原因，持续时间较短，不伴有明显的睡眠和情绪改变，经过良好的休息和适当的娱乐即可消除。

2. 焦虑反应

焦虑反应是人们适应某种特定环境的一种反应方式。但正常的焦虑反应常有其现实原因（现实性焦虑），如面临高考，并随着时过境迁而很快缓解。

3. 类似歇斯底里现象

多见于妇女和儿童。有些女性和丈夫吵架尽情发泄、大喊大叫、撕衣毁物、痛打小孩，甚至威胁自杀。儿童可有白日梦、幻想性谎言表现，把自己幻想的内容当成现实。这是由于中枢神经系统发育不充分、不成熟所致。

4. 强迫现象

有些脑力劳动者，特别是办事认真的人反复思考一些自己都意识到没有必要的事，如是不是得罪了某个人，反复检查门是否锁好等。但持续时间不长，不影响生活和工作。

5. 恐怖和对立

我们站在很高但很安全的地方时仍会出现恐惧感，有时也想到会不会往下跳，甚至于想到跳下去是什么情景。这种想法如果很快得到纠正不再继续思考，属正常现象。

6. 疑病现象

很多人都将轻微的不适现象看成严重疾病，反复多次检查，特别是当亲友、邻居、同事因病英年早逝或意外死亡后容易出现。但检查如排除相关疾病后，能接受医生的劝告，属正常现象。

7. 偏执和自我牵挂

任何人都有自我牵连倾向，即假设外界事物对自己影射着某种意义，特别是对自己有不利影响，如走进办公室时，人们停止谈话，这时往往会怀疑人们在议论自己。这种现象通常是暂时的，而且经过片刻的疑虑之后就会省悟过来，其性质和内容与当时的处境联系紧密。

8. 错觉

正常人在光线暗淡、恐惧紧张等状态下可出现错觉，但经重复验证后可迅速纠正。成语"草木皆兵"、"杯弓蛇影"等均是典型的例子。

9. 幻觉

正常人在迫切期待的情况下，可听到"叩门声"、"呼唤声"。经过确认后，自己意识到是幻觉现象，医学人士称之为心因性幻觉。正常人在睡前和醒前偶有幻觉体验，不能视为病态。

10. 自笑、自言自语

有些人在独处时自言自语甚至边说边笑，但有客观原因，能选择场合，能自我控制，属正常现象。

自测亚健康：

现代生活的节奏日益加快，而长期处于紧张状态或者受过刺激的人最容易身陷亚健康状态。亚健康是一种通俗的说法，是指处在健康和不健康之间的灰色状态，医学上称为"不定陈述综合征"。日本人叫它"不定愁诉综合征"。一个"愁"字，显示出这种症状和患者的精神状态的关系，它表现为交感神经兴奋或亢进，以内分泌功能变化和机体各器官功能性变化为主。

亚健康的主要症状表现为：肌肉症状、胃肠道症状、心血管症状、精神症状。

亚健康的常见征兆表现为以下几个方面，你不妨对照自测一下。

1. 浑身乏力。
2. 容易疲倦。
3. 头脑不清爽。
4. 思想涣散。
5. 头痛、头重。
6. 面部疼痛。
7. 眼睛疲劳。
8. 鼻塞。
9. 眩晕。
10. 起立时，眼发黑。
11. 耳鸣。
12. 声音有异常感。
13. 郁闷不快。
14. 肩、颈僵硬。
15. 早晨起床不快感。
16. 睡眠不良。
17. 手足发凉。
18. 手掌发黏。
19. 便秘。
20. 心悸。
21. 两手足麻木。
22. 易晕车。
23. 坐立不安。
24. 心烦意乱等。

面对亚健康的灰色状态，在生活、工作中不妨积极接受以下建议：

1. 饮食规律，均衡营养

勿嗜烟酒，不吃过于刺激的食物。

2. 松紧适度，规律生活

昼夜颠倒的人，最易陷于亚健康状态。

3. 心理调适和承受能力要提高

多运动，多交友，和人交谈，要善于与陌生人交谈、沟通，迅速适应新环境、新机制。

4. 保证充足的睡眠

这是最重要的一点，应该是预防亚健康的最佳途径之一。

当然，当恼人的亚健康出现于你的生活中，你也切莫恐惧和愁闷。敞开心灵的大门，走出狭小的生活圈子，用自我调节的杠杆驱走灰色的阴影，拥抱阳光灿烂的每一天。

如何判断自己的记忆力

衡量记忆的四个方面：识记、保存、回忆、应用。

人们的记忆怎样才算好，可从记忆的四个方面来衡量：

1. 识记是否敏捷

就是说是否记得快。如记单词，有的人可以用最短的时间记下 20 个单词，这就是速记。

2. 保存是否持久

保存长久而不是听过就忘和学过就忘，也是很重要的标准。

3. 再认和回忆是否正确

记得快，保存久，再认和回忆准确，就是记忆好。反之，就不好。

4. 应用

头脑里储存的材料是否能时刻都在准备着拿出来应用，也是衡量一个人的记忆是否良好的标准之一。如果非常善于利用自己头脑里积累起来的一切知识，反应机敏灵活而不是苦思良久才能找到一个素材的人，也说明记忆品质良好。

你真的变老了吗

如何防止未老先衰？

上了年纪的人，要防止"心衰"。所谓"心衰"并非指生理上的心力衰竭，而是要防止心理衰老。

心理衰老有哪些表现呢？

1. 自卑。

2. 往往沉默寡言、性格孤僻、胆小怕事、不爱交际。

3. 缺乏生活热情，更无创造力和事业心可言。

4. 生活简单随便，常有等死的念头。

5. 多疑，疑虑缠身。

6. 固执刻板、因循守旧，常以许多莫须有的清规戒律来自我约束。

7. 有的则突出表现为恐惧，怕有飞来横祸殃及自身，尤其对自己的疾病所忧更甚，常将普通疾病疑为癌肿等。

8. 敏感，心胸狭隘，嫉妒心重，常因一些小事而与人争吵不休。

9. 唯我独尊。

从社会学的角度讲，人是一切社会关系的总和。在现实生活中，我们要想防止心理衰老，就要建立融洽、协调的人际关系。正确认识和了解周围的人及其心理特征，就必须了解和掌握下列 12 种心理病症：

1. 自我型心理

这种类型的人，以是否合乎自己的口味和对自己是否有利作为评价别人是非好坏的标准。对与自己气味相投、利益一致的人，大加赞扬，甚至吹捧；对与自己格格不入、利益不同的人，则看不顺眼，常常极力贬低。

2. 晕轮效应心理

这种人当对某人印象好时，便感到他一切都好，白玉无瑕；当某人给他的印象不好时，则认为其无一可取之处。

3. 逻辑错误联想

所谓逻辑错误联想，就是把对某人的某些品行、素质同他的行为征兆硬拉在一起，属于逻辑错误的联想。

4. 从众求同心理

这种人对某人的看法和评价，以与自己经常交往并有着共同观点的人的意见为准绳，靠"大家都这么说"，对该人作出结论，而不在实践中去认真观察，评价这个人的操行，以求得自己的看法与评价。

5. 先入为主的心理

是指由初次印象或先听到的消息所形成的各种成见去评价别人。应该说明的是，初次印象虽然在人的知觉中会留下长久的痕迹，但是它往往是靠不住的。

6. 倒摄抑制心理

这是与先入为主相对的另一种错误心理。这种人在认识和评价一个人时，不是综合地看他的全部历史或以前的表现，而以新近发生的某一事情和表现为依据。

7. 小集团思想意识

是指非正式群体内的成员，出于"团体压力"，当发现自己的意见与团体不一致时，抛弃个人意见服从团体的心理。

8. 心理相容

这种人虽不是小集团意识思想，却以"勿忘友情，不计前嫌"为标准看待他人，只要和自己关系好，即便有缺点，也不去责备。

9. 嫉妒心理

这种类型的人，对才能、地位、声誉、境遇比自己好的人，往往说长道短、吹毛求疵。

10. 非感情移入心理

这种人缺乏同情心，不能设身处地替他人着想，而是脱离现实状况，貌似公正，实则偏激地评价和对待他人。

11. 错误反衬

这种类型的人，偏向于强调某人与他人的不同之处，也就是评价某人的时候，喜欢把他人的长处与这个人的短处相比，或以他人的缺点和这个人的优点相比，从而产生偏激、错误的看法。

12. 折中主义错误

这种类型的人是想当然地评价别人，不能具体指出一个人的优点、缺点，而是做出轮廓模糊的，既无赞扬又无批评的折中评价。

第二章　心灵疗养与身体疾病

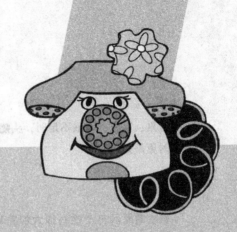

身体健康与心理问题

心理因素影响到人们的健康和疾病的发生，早为人们所知，古人便有"七情"致病之说。

躯体化障碍

精神分析学说认为，躯体化障碍是一种潜意识过程。

心理与冠心病

冠心病的发生与人的性格有关，中医古籍中早就提出过相关的心理养生原则。

心理致癌

据美国学者的调查，大多数恶性肿瘤的临床表现，都发生在失望、孤独和其他沉重打击与精神压力频繁发生的时期。

情绪、性格和溃疡病是否有关系

长期反复的消极情绪与溃疡病的发生有着重要关系，所以医学心理学把溃疡病列为心身疾病。

头痛与精神因素

劳累、紧张、睡眠不足时，头痛会加重，特别在情绪变化时更是如此。

失眠或多觉

发生的原因与个性有很大的关系，主要发生在容易操心和紧张的人身上。

胃肠神经症

胃肠神经症的各种症状表现在不同个体上，其轻重不一，历时长短不一，并可被情绪和暗示所左右。

磨牙症

国内外许多学者对磨牙症的发病机理进行了大量研究，认为成人磨牙比儿童及青少年磨牙的发病机理更为复杂，其危害性同样不可小视。

慢性疼痛

慢性疼痛虽然不如被称为"报警信号"的急性疼痛那么令人"痛不欲生"，但它的持久性与医生的束手无策，往往使患者的痛苦加重。

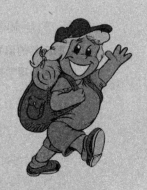

身体健康与心理问题

心理因素影响到人们的健康和疾病的发生，早为人们所知，古人便有"七情"致病之说。

心理因素影响到人们的健康和疾病的发生，早为人们所知。中医古籍中提到"七情"（喜、怒、忧、思、悲、恐、惊），是七种正常的情绪反应，如突然的、剧烈的或长期的精神刺激，情绪反应过度强烈或持久，则七情过度，就影响内脏功能，气血调功能紊乱而致病。在现代社会，更见到与心理社会因素有关的疾病显著增多，不少学者提出医学模式应从生物医学模式向生物——心理——社会医学模式发展。由心理因素引起的身体疾病，谓之心身疾病。

美国曾公布一项调查结果：约35%的人，因为生活过度紧张而引起了心脏病、消化系统溃疡和高血压等。几乎所有的神经性消化不良、失眠症、头痛、蛀牙、后天的心脏不适症及部分的胃溃疡、麻痹症等，都由恐惧、焦虑引起或直接与它们有关。

现代人生活压力大，不是今天头晕，就是明天胃疼。有的一查才知道是患了精神抑郁症。

众所周知，情绪是人对外界事物的感受，如今各种压力带来了过去没有出现的问题。年轻人面临升学、就业的压力，中年人面临下岗、购房等许多实际的困难，而老年人对公费医疗改革的不理解，种种情况都容易促发疾病。

现在，人们对心理因素导致的躯体疾病的认识，对情感与疾病的关系，以及各种压力造成的青少年成长过程中的缺陷已经比较重视。

但是，人们对以躯体形式为主要表现的抑郁和其他情感障碍的警惕却不高。医生只处理躯体疾病，忽视了情感障碍及其导致的疾病。病人也没有意识到这些疾病与心理因素有关。这使病人长期往返于医院，做各种检查，浪费了人力、物力，也造成了更大的精神负担。这时，我们就应该警惕疾病是不是与心理有关。

如：林女士今年58岁，老是心慌气短。住院治疗后，效果不好，她仍然感到发作性心慌、气短，后来才知道患者与媳妇矛盾很深，儿子与妻子感情不好，住在单位不回家。媳妇老是指桑骂槐，摔东西，半夜三更大吵大闹地骂她。后经心理医生检查诊断为"焦虑性心律失常"。患者的症状是由于家庭不和造成的。经心理疏导，加用抗焦虑药，症状迅速缓解。

严重的心理矛盾可导致一些身心疾病。大家比较注意"病从口入"，但常常忽视"病自心生"，这里讲的"心"，主要是指心理和情绪。如果一个人的情绪经常保持乐观的状态，人体就可以增强抗病能力，许多疾病就有可能被战胜或延缓发生。

躯体化障碍

精神分析学说认为，躯体化障碍是一种潜意识过程。

躯体化障碍是指心理问题或被阻抑的心理冲突以躯体症状或躯体反应的形式表现出来。精神分析学说认为，躯体化障碍是一种潜意识过程，借此一个人将自己的内心矛盾或冲突转换成内脏和植物神经功能障碍，从而摆脱自我的困境。

1. 表现

躯体化障碍的患者非常关心和担心自己的各种主观症状，往往还有夸大，这与单纯表现模拟神经系统疾病的转换性障碍者漠然处之刚好相反。本症患者临床表现多样化，体诉繁多而无器质性病变，症状涉及许多系统，具体表现如下。

（1）转换性症状或假性神经系统症状

表现为吞咽困难、失音、失明、复视、视物模糊、昏倒或意识丧失、记忆缺失、癫痫样发作或抽搐、行走困难、肌肉乏力、尿潴留或排尿困难、皮肤异常感觉等。

（2）胃肠道症状

腹痛、恶心、呕吐、不能耐受某些食物、腹泻、便秘等。

（3）性心理症状

性欲冷淡、性交时缺乏快感、性交疼痛、阳痿等。

（4）女性生殖系统症状

痛经、月经不规则、月经过多、整个妊娠期出现严重呕吐，不得不住院。

（5）疼痛

背、关节、四肢、生殖器等部位疼痛，排尿疼痛及其他疼痛等。

（6）心、肺症状

气促、气短、心悸、胸痛、头晕等。

（7）虚弱衰竭及过虑

过分担心年龄、体重、皮肤、斑疤、水肿及性功能等。

2. 躯体化障碍的诊断与鉴别

本病的诊断应注意以下几个特点：

（1）有生物、心理、社会环境等诱发因素，其中心理因素在医生启发下可能会充分暴露出来。

（2）症状繁多，但表述不清，涉及多系统，病程至少二年，患者为此而不安，到处求医或服药。

（3）不断拒绝多位医生关于其症状没有躯体病变解释的忠告和保证。

（4）症状和其所致行为造成一定程度的社会和家庭功能损害。

（5）患者常借这些症状应付精神压力，表达困扰，而家庭、学校、社会常间接地、不自觉地扮演了支持角色。

（6）病人可获得"社会性收益"，而另一方面却又增强了原先的心理、生理症状。

躯体化症状不仅可见于癔症，在其他障碍中，如抑郁症、焦虑障碍、心因性疾病、恐惧症及躯体性妄想的精神分裂症患者中也常见，有时可由于医源性因素所造成，应特别警惕。不可因为有某些心理因素而忽视了真正躯体疾病，以致造成误诊或延误治疗。要进行各种检查，但要遵循必须及舍繁就简的原则，过多的检查也是不必要的。有时仔细地收集病史与体格检查，比各种检验更为重要。有些有躯体化倾向的患者，由于过多地接受检查，从而增强了暗示与自我暗示，反而会增强病者的躯体化症状。

3. 躯体化障碍治疗

心理治疗和各种松弛疗法是常用的，也是重要的。但疗效如何，取决于患者对医者的信任程度以及医者的态度。如有些患者见到某位医生后会称"见到你我的病已好了一半"。另外，祖国传统医疗中的各种松弛疗法，有很多可取之处，如梳头抹脸摩身、倒退步行、推拿、按摩、练气功、打太极拳等都可采用。

药物治疗，如有抑郁症状者可用抗抑郁药。安慰剂有时也同样有效，但如果一旦被识破，则影响今后各种治疗。药物治疗不但要注意到药物性能等药理作用，而且剂量如何增减以及服用时间等也非常重要。用药问题，在掌握原则的基础上，要注意个性问题，即灵活性。药物应用不但有技术问题，还有"艺术"问题，有时同样的药物，只要易其包装，换其外形，调其颜色，结果疗效却不同，这就是"药物心理"对躯体化障碍者特别敏感，这些患者多有对感觉、对外界反应敏感的心理特征。

此外，中医药治疗，若能辨证论治得当，则有意想不到的效果。中成药有时不如汤剂佳，这不能仅以"心理作用"解释，中药确有独到之处。

心理与冠心病

冠心病的发生与人的性格有关，中医古籍中早就提出过相关的心理养生原则。

冠心病就是一种心身疾病。冠状动脉粥样硬化性心脏病（简称冠心病）是中老年的常见病多发病，近三十年来，冠心病在我国有增多趋势，威胁中老年人的健康和寿命，为医务界和社会所重视。对冠心病的防治，成为当前国内外研究的重要课题。冠心病的发生与多种因素有关，例如：高血压、高血脂、肥胖、糖尿病、吸烟、心理因素等，这些因素称之为冠心病的危险因素。这些因素中容易忽视的是心理因素。现在主要谈谈心理因素对冠心病的影响。

冠心病的发生与人的性格有关，性格是一种复杂的心理因素。美国学者最早提出冠心病和心理因素的关系，将人的性格分为 A 型和 B 型。

1959 年，美国心血管专家对冠心病患者的性格进行调查，发现大多数病人均表现出一种特征性的行为模式，称为"A 型行为模式"，表现为：个性强，过分的抱负，强烈的竞争意识，固执，好争辩，说话带有挑衅性，急躁，紧张，好冲动，大声说话，做事快，走路快，说话快，总是匆匆忙忙，缺乏耐心，强烈的时间紧迫感，富含敌意，具有攻击性等。

与之相对应的"B型行为模式"则表现为：安宁，松弛，随遇而安，顺从，沉默，声音低，节奏慢，从容不迫，耐心容忍，会安排作息等。

A型性格容易患冠心病，是B型性格的3倍，甚至更高。1979年，国际心脏病与血液病学会已确认A型性格是引起冠心病的因素之一。情绪是心理因素的表现，情绪影响冠心病的发生、发展和愈后。不良的情绪如愤怒、焦虑、烦躁、抑郁、紧张、惊恐、憎恨、过分激动等，都会诱发冠心病和心绞痛发作，导致心肌缺血、心肌梗塞，甚至猝死。

性格因素为什么会影响人的身体健康呢？因为人的性格就是人的行为方式。过于紧张的行为方式，使人经常处于应激状态。此时，人在生理上会出现一系列的反应，如血压升高、心率加快、胃肠分泌液减少、胃肠蠕动减慢、呼吸加快、尿频、出汗、手脚发冷、厌食、恶心、腹胀以及失眠多梦等。如果一个人面临的压力过大，持续时间过长，就会出现更加严重的病理性反应，高血压、冠心病等病就容易发生了。当然有的人还会出现糖尿病、甲亢、癌症等疾病。有人调查了102例急性心肌梗塞存活者，心梗发生前一周普遍有激动、紧张、焦虑或抑郁等情绪应激史。沮丧、焦虑、恐慌、抑郁等情绪可使梗死后的猝死率增加。

总之，心理因素对冠心病有重要关系，A型性格、情绪应激是重要的相关因素。所以，心理卫生在冠心病防治工作中的重要性是不容怀疑的，应引起重视。中医古籍中早就提出精神愉快，饮食、起居调养，环境气候的适应，增强体质锻炼四种养生方法，特别提出了"恬淡虚无""志闲而少欲""形劳而不倦"等心理卫生原则。社会要关心老年人，尊重老年人，使老年人生活在一个舒坦的环境中；老年人要具有乐观的生活态度，修身养性，使身心经常处于和平悠闲状态，以达到延年益寿目的。中年人要合理安排工作生活，避免过度紧张。病人更应了解心理卫生对疾病的重要性，加强自我心理调节。家庭和医务人员对病人医药治疗的同时，绝不可忽视病人的情绪，帮助病人解除种种不良情绪。

当然，有类似情况的人也不一定就会患这些病。但是，最好着手制订自己的放松计划，防患于未然。

心理致癌

据美国学者的调查，大多数恶性肿瘤的临床表现，都发生在失望、孤独和其他沉重打击与精神压力频繁发生的时期。

20 世纪 50 年代中期，美国著名心理学家劳伦斯·莱西曾对一组癌症患者的生活史做过调查，他发现这些患者的一个共同特点，就是从童年时开始便留有不同程度的心理创伤。他们或早年丧母，或青年失恋，或中年丧偶，或老年失子。所有这些精神刺激，使他们变得沉默寡言、孤影自怜，对生活失去信心，对工作缺乏热忱，进而抑郁悲伤、情绪紧张、精神压力沉重。美国一学者曾对八千名癌症病人进行调查，其中大多数恶性肿瘤的临床表现，都发生在失望、孤独和其他沉重打击与精神压力频繁发生的时期。我国也有调查资料表明，许多癌症患者发病前半年有较大的精神刺激，其比率超过 50% 以上。

心理因素为何能引起癌症的发生呢？根据目前的研究，原因主要是不良情绪能对机体免疫机能产生抑制作用，从而影响免疫系统对癌细胞的识别和消灭功能。在健康人的体内，虽然正常细胞也存在着发生突变而成为癌细胞的可能，但人体的免疫系统能在这些细胞增殖之前，及时将它们破坏和消灭。但是，如果人的情绪或其他心理因素长期不好，则会降低体内的免疫功能，从而对癌细胞的肆虐束手无策。

由此可见，一个人能够经常保持豁达的性格和良好的情绪，培养和维护健全的人格及社会适应能力，对于预防癌症的发生是非常重要的。

情绪、性格和溃疡病是否有关系

长期反复的消极情绪与溃疡病的发生有着重要关系，所以医学心理学把溃疡病列为心身疾病。

你一定观察到这种现象：对相同的社会生活事件及情境变化，有的人能承受；有的人就受不了，感到紧张，甚至惶惶不可终日。这与人的性格有关。一个人在工作、生活中难免碰到挫折与不幸，有的人面对挫折坚忍不拔，从容应变，积极进取；有的人则悲观失望，精神崩溃，任意放纵消极情绪的滋长。久而久之，消极的情绪便会损害健康，引起一些疾病。

现代医学和心理学的研究表明，许多疾病都有其心理根源。躯体疾病和精神疾病一样，都不是由单一因素所造成，往往是多种因素共同起作用的结果，其中十分重要的是与心理、精神因素有密切关系。它和细菌、病毒、遗传、体质、免疫等生物学因素以及有害的理化因素一样，不仅能引起精神疾病，而且也能扰乱人体各器官系统的功能，致使躯体发生各种疾病。

溃疡病的病因和发病机理相当复杂，其中，心理因素的作用不可忽视。也就是说性格、长期反复的消极情绪与溃疡病的发生有着重要关系，所以医学心理学把溃疡病列为心身疾病。

人在一定的内外界刺激作用下，伴随着情绪体验，发生一系列生理变化。长期紧张不安、忧郁焦虑、沮丧恐惧的情绪，可引起胃酸持续性分泌增高，久之可导致溃疡病。祖国医学也认为，情志不舒，使肝气失调，产生肝郁气滞，致使脾的运化功能失常，胃失和降（指消化及吸收功能），最后发生胃或十二指肠溃疡，正所谓"病从思虑而得"。从现代医学角度来看，由于情绪改变而引起肝气郁结，实质上反映了高级神经功能障碍，导致自主神经功能紊乱，从而影响胃和十二指肠的分泌与运动功能，最后发生溃疡病。

头痛与精神因素

劳累、紧张、睡眠不足时，头痛会加重，特别在情绪变化时更是如此。

头痛患者在就医时，针对自己的症状，多数要谈到头痛与情绪有很大的关系。劳累、紧张、睡眠不足时，头痛会加重。特别在情绪变化时，更是如此。如生气、愤怒、激动、焦虑、月经期，工作不顺利及遇到挫折时，就会出现全身不适，伴随头痛。

为什么在情绪与头痛之间会存在这种联系呢？经过多年研究，我们终于发现，在我们大脑中，存在着一个主管情绪活动的高级中枢，称为"边缘系统"。边缘系统能接受到躯体各种感觉的刺激，进而引起相应的情绪反应。并且，边缘系统中还含有大量的神经递质，在治痛和镇痛过程中发挥着重要作用。因而，头痛的产生与边缘系统的参与有很大的关系。当人们情绪激动时，所产生的感觉会被边缘系统接受。边缘系统进一步将此信号传向高级神经中枢，并致使人体内分泌出某种化学物质，使血液中的致痛物质浓度增高，进而导致人体血压升高，血流加快，部分脑血管扩张，于是，在临床上就表现为头痛。

头痛的流行病学调查也同样发现，头痛的发生与个性有关，其中情绪不稳定者极易出现头痛。偏头痛患者中固执、猜疑、争强好胜者占一定比例。因此，培养人们乐观开朗的性格，保持良好的情绪是预防头痛的有效措施之一。

失眠或多觉

发生的原因与个性有很大的关系，主要发生在容易操心和紧张的人身上。

你是否受失眠的困扰呢？你常因躺在床上辗转反侧、无法入眠而感到心烦气躁吗？相信没有过失眠的人是无法体会那种又累又无法入睡的状况的。眼看着第二天又有许多工作等着去完成，可是没有充足的睡眠，如何面对第二天繁重的工作呢？

1. 睡眠少的人

小王，17 岁，是某重点中学的好学生。有个问题已困扰他三四年了，一直未能克服。他的睡眠通常很浅，稍有动静就会醒过来，醒来以后就很难再入睡。更糟糕的是，他还怕光，有一点儿也不行。在集体宿舍住，每天都得等最后一个人熄灯，他才能睡着。重点中学的同学都很刻苦，经常学到很晚，所以他也只好很晚才睡。一到早上，他又很早就被一点儿动静惊醒。宿舍里总有人睡得迟，而也有人起得早。长期如此，弄得他苦不堪言。好在他的精神还好，没有影响学习。

小王为睡不好苦恼，可是他的精神还可以，而且没有影响学习。这种情况下，他该怎么做？

首先，我们要纠正人们的几种错误的睡眠观。

（1）人人都需要8小时的睡眠

不同地区、不同种族的人所需的睡眠时间略有出入：一般来说，生活在寒带的居民每天所需的平均睡眠时间比生活在热带的居民大约要多1～2个小时。这是因为，寒带地区冬日漫长、白天又较短，当地人世世代代已养成了多睡的习惯。此外，即使生活在同一地区的人，每天所需的睡眠时间也长短不一。例如：有的仅睡5小时，白天照样神采奕奕；有的即便睡足了8小时，白天仍能萎靡不振。其原因部分是遗传因素，部分是习惯使然。

（2）空腹上床可提高睡眠质量

恰恰相反，那些因减肥而不吃或少吃晚餐的人，往往睡眠质量大打折扣——他们通常会在午夜醒来，然后由于饥饿而难以入睡。不过，晚餐吃得过饱同样也会影响睡眠，具体表现为：多梦、易醒，因而睡眠不深。

（3）临上床前喝杯茶

喝茶同喝咖啡一样，都会使大脑处于兴奋状态。而喝牛奶倒真的能助人入眠，特别是加了糖（蜂蜜效果更佳）的牛奶，原因是：牛奶含有一种催眠的化合物色氨酸，而糖或蜂蜜则能帮助人体整个晚上维持血糖水平，从而有效地避免早早苏醒。

（4）数数可催人入睡

不少失眠者往往采用数数的办法帮助入睡，殊不知其结果适得其反。原因很简单：数数只会导致注意力集中，从而使大脑持续处于兴奋状态，结果更难以入睡。

根据小王的情况，他虽然睡眠的时间短，但这并没影响到他的精神和学习效率。只是他认为，一定要睡够时间才算是好的睡眠。事实上每个人的情况不同。对于小王来说，比别人少一些的睡眠对他来说就够了。小王现在的烦恼是由于他错误地认为必须睡得跟他的同学一样多造成的。这样，他一直关注这件事，却无法睡够时间，于是他就感到不安。他越是关注，就越是不安、紧张，恶性循环。事实上，小王现在要做的事就是放松心情，不要把睡不着觉看得那么重要，而应顺其自然。想睡的时候就睡，睡不着的时候就看看书或听听音乐，不要为睡不着而烦恼。自己可以在心里想："我睡得少也不影响学习，这说明我需要的睡眠时间少，这也没什么不好，我还可以比别人多学点儿东西，等到想睡的时候再睡。"

2. 失眠的人

当然，很多人没有小王那么好的精神，需要的睡眠时间少。大多数为失眠烦恼的人是确实需要睡眠，却无法入睡。有些人越是躺在床上，脑子里的思绪就越活跃，想着白天的工作、想着明天的计划、人际的沟通、经济的问题，总有许多事情在脑海里徘徊不去，一个接一个。即使好不容易睡着了，也是时睡时醒、多梦，睡着后极其容易被惊醒，而惊醒后再难以入睡。如此长期下去，白天萎靡不振，打不起精神，搞得自己精疲力竭，工作时头昏脑涨、无法专心；睡觉时又无法获得充足的睡眠。长期下来，不但容易头痛，也容易造成脑神经衰弱，无法让体内的器官获得适当的休息，容易过度消耗。在外观上呈现未老先衰的现象，还可以使人变得暴躁容易发怒。

导致失眠原因有很多。有的是与内科疾病有关，如：心脏病、气喘、甲状腺亢进等；与内分泌有关的如：更年期的失眠、月经前期症候群等；或是因工作有关，如：必须轮值大小夜班或是旅行所导致的生理时钟错乱造成的失眠；或是睡前饮用含咖啡因等刺激性饮料所致的失眠，以上这些失眠的情况通常是暂时的，只要将导致失眠的原因去除，通常都可以恢复原本的睡眠品质。

但是有一种失眠是没有特定原因的，发生的原因与个性有很大的关系，主要发生在本身就是容易操心、紧张性格的人，心中只要一有点事就神经绷紧、焦虑、放不开。即使没事的时候，睡眠质量也不好，容易多梦、梦呓、易惊醒，属于浅眠状态，遇到重大压力，如亲人的死亡、离异、公司倒闭、失业、股票起落、倒会等事件，使精神负荷增大时，就更睡不着了。久而久之，就成了习惯性失眠。即使压力消失了，也很难安睡。

有习惯性失眠的困扰者，有些人会求助医生，或是自己购买安眠药服用。但是长期服用安眠药容易造成习惯性、依赖性，以致于不服药根本无法自然入睡。安眠药会造成肝脏的负担，长期服用弊多于利。

如果能从心态、自我训练、饮食、作息来改善失眠或睡眠质量不佳的状态，是最自然也是最根本的办法。

请听一位病人的叙述："什么时候开始失眠，我已经记不清了，大概是在高中时期吧。我的体质不算好，但除感冒发烧之外，自小也没得过其他病，而且我烟酒不沾。但这几年，我总是要在床上躺一个小时以上才能入睡，有时甚至是两三个小时，即使睡觉前很疲劳亦是如此。不强的光线和微小的声音都会让我难以入睡。和老年人不同，我只要睡着了便很少在半夜醒来。周五和周六晚上好睡一点儿，大概是我知道第二天休息，思想比较放松的结果。每当临近考试时，我的失眠症状便越发严重，常因此而考得乱七八糟。安定药吃了没有用。由于失眠，我几乎天天睡眠不足。睡眠不足时，我就会头疼，精力不集中，看不进书，而不像有的人每天只睡五个小时却精力充沛。现在，我整天四肢无力，头昏脑涨，便秘，记忆力下降，没有精神，爱发脾气，心慌，好冲动，有时候心情急躁不能自已，有自卑感。我不知道我失眠的起因，但我小时候有个坏习惯，就是喜欢在睡觉时思考一些事情，有时想得很晚，不知与此有否联系？失眠好像比癌症还难治，到底有没有治失眠的有效办法啊？我现在正在复习考研，睡眠不足让我学习效率很低，我真不希望因为这个小小的疾病而断送了我的前程。"

3. 快速入梦的几种方法

对于他们来说，失眠是一件极其痛苦又急需解决的事。他们又该怎么做？请在睡前注意以下几个简单问题：

（1）尽量养成每天同一时间上床睡觉，上床后除了睡觉或做爱之外，不想其他的事。

（2）尽可能让白天的生活活跃起来，尽量不要在白天补觉。

（3）睡懒觉是失眠的开始，不要有"由于昨晚没睡好，第二天早晨多睡一会儿"的想法。这样次日可能出现头晕乏力，不想活动，持续几天后反而会促发睡意。

（4）保持卧室环境安静、昏暗、温度适宜；床铺和被褥清洁、舒适，为快速入梦创造一个最佳环境。

（5）应减少身体上和精神上的活动。体力活动虽然有助于睡眠，但睡前过度运动可使血液循环加速，精神兴奋，不利于睡眠。床是用来睡觉的地方，不要在床上观赏紧张、刺激、恐怖的电视剧和电影，造成心理不安而影响入睡。不要在床上思考问题，有些事应在睡觉前想好或干脆留到明天去想。当然，你可以看一本平时觉得特别无聊一看就想睡的书，或听一些轻柔的音乐，这样有助于睡眠。音乐可以怡神，轻压眼球可使睡着后产生五彩缤纷的梦境。这样，就可以使不良情绪和意识在梦幻世界中得到解脱。

（6）吃过晚饭后，就不要喝浓茶、咖啡等兴奋性饮料。在日常的饮食中有几种食物是有安神、镇静的功效的，常吃可以对神经系统有安抚作用：

莲藕茶：藕粉一碗，水一碗加入锅中不断地搅匀再加入适量的冰糖即可，当茶喝，有养心安神的作用。

玫瑰花茶：具有很好的清香解郁的作用。

龙眼百合茶：龙眼肉加上百合，很适合中午以后饮用，有安神、镇定神经的作用。

多吃钙质丰富的食物，有助睡眠与安定神经的作用，如：奇异果、豆浆、芝麻糊、玉米汤。

每晚睡前若要喝牛奶帮助睡眠，请搭配饼干、面包之类的甜点。因为虽然牛奶中的钙质可以安神助眠，但是因为牛奶还含有丰富的蛋白质可以促进血液循环反而有提神的作用，如能搭配一些高糖食物可以促使血管收缩素的分泌，让人产生睡意。

（7）中医中有"胃不和则卧不安"的说法，故睡觉前不要吃得太饱。因为吃得太多后胃肠运动会加强，以至于影响睡眠。

睡前避免喝太多的水，以免因频尿而影响睡眠。

睡前不宜饮酒。虽然饮酒有暂时的催眠作用，但酒精的刺激会使人的睡眠不实在，容易早醒。

（8）性生活有利于睡眠。性生活后会有疲乏感，并使人放松，但切记是正常的性生活。

（9）不要太过于关注睡眠问题。有的人从上床之前就开始烦恼"今天晚上能睡着吗?" "万一睡不着怎么办?"等问题。这正是引起失眠的恶性循环的开始，结果越着急越睡不着。要把注意力集中在自己所做的事上，停止一切争取睡眠的努力，如"数数、想象气功"等方法。把睡眠当成一件自然而然的事，放松心情，不要过于在意，睡眠就会自己来找你了。

（10）晚上如果睡不着，也不要在床上翻来覆去，并尽量减少上厕所，最好的办法是闭上眼睛保持平卧的姿势，静静地躺着，这样可以达到与睡眠同样的效果。当你在床上翻来覆去，辗转难眠时，躺在床上只会使你更加紧张、更难入睡。干脆起床离开房间做些轻松的活动，如：看书、听音乐、静坐，等累了再进房间。

（11）自我身心训练。当你躺在床上无法控制脑中的思绪时，你可以照以下方法做。

平躺，不垫枕头，将双手双脚打开呈大字形，手心朝上，眼睛闭起，下巴往内收，将注意力集中在腹部，开始用腹部呼吸，并将每次吸气、吐气的时间拉长变慢，约五六个回合。

除了呼吸之外，想着自己身体的每一个部位，顺序从脚趾、脚板、脚踝、小腿渐渐往上，不漏掉身上任何一个部位，慢慢地在心中默念，不用力，放松，然后重重地掉在床上，渐渐地连腰部都可以平贴在床面上（需要多练习几次即可），渐渐地你会发现你已将心中的杂念都甩掉了。

试试看，这是一个不错的方法。即使只有几个小时的睡眠，也可以让身体各器官获得足够的休息。

4. 顺其自然

据研究，有1/4的人有过失眠，那些迁延不愈的病人往往是强烈求治者，多数不治者反而自愈了。这是为什么呢？

求治者多有些神经质的疑病倾向，有过分追求完美的人格，常对自己的身体、心理、人际关系等过于敏感和关心。失眠，几乎每个人都会由各种因素而出现，如环境的嘈杂，身体的病痛不适，白天过于兴奋，睡前饮用浓茶、咖啡等，但失眠最常见的原因还是精神上的紧张、焦虑、抑郁和恐惧。一般的失眠持续几日甚至数周，这多数是生理或心理的正常防御反应，可具有上述倾向的病人却惶惶不可终日，躺在床上努力入睡，为自己还不能入睡而辗转反侧，并想到白天肯定会无精打采，从而影响工作而焦虑不安，其实他已进入了一个失眠症的"怪圈"——为失眠而焦虑，因焦虑而失眠。这就是心理学上的"精神交互作用"机制，即当你过度关注自己的某种感觉，反而使其过敏化，更加重了它。加重了的感觉更引起你的焦虑与关注，如此形成恶性循环。这样，你的焦虑与关注也即求治的态度，只能使你走入服安眠药的歧途。

不治者却往往自愈，是因其有积极乐观的人生态度。休息不好固然烦恼，但他不以为然，说这没什么。12点了，还不困，他也并不恼火。翌日虽有些不适，但仍能健康地充满活力地工作和生活。这种顺其自然的人生态度，使其心境坦然，从而铲除了失眠滋生滋长的根源。不关注失眠，失眠就在不知不觉中消失了。

当然，我们说的"不治"，仅仅是一种心理应对的态度。失眠原因很多，您最好求助医生，也许给您的处方上仅写着"不治的思想"。

心理学上有一句名言"如果你把自己当做病人，你就永远像病人一样地生活；你把自己当做健康者，你就会和正常人一样健康乐观地生活。"所以，不要把失眠当做病痛，要坦诚地接受它，不为失眠而担心恐惧，"只有给你睡眠才能得到它"，睡眠的发生不是以人的意志而决定的，所以切莫追求睡眠。同时你还要养成良好的生活作息习惯，并注重心理的健康。

5. 做梦

先举一则病例。王某，25岁，男，未婚，他每天晚上都做梦，梦到恐怖的事，在万分恐惧中惊醒，老是睡不好，第二天没有精神。这样的情况已经持续了半年多，弄得他十分痛苦。万般无奈之下，他只好求助于心理医生。

睡觉时做梦，是正常的现象。做梦，说明我们已经睡觉了，并不是你自认为的整夜没睡。一般来说，人每个晚上都是会做梦的，只不过睡眠质量好的人，一醒来就会把梦遗忘掉；睡眠质量差的人，会记住一些梦的内容。

一个人做梦，大多与白天的活动、过去的心理创伤和睡觉时周围的声音、光线、气味、温度有关。但如果反复出现同一类型的梦，说不定有提示健康的意义。如梦见自己滚进泥潭，有可能得了溃疡性结肠炎；梦见自己从高处惊恐地掉下来，可能患有心脏病。

多梦、噩梦的原因很复杂，总体与下列因素有关系。

（1）心理问题

如果白天总处于紧张、焦虑、忧郁、极度的心理矛盾等状态，容易出现睡眠浅、多梦的现象。

（2）身体不适

如过多的疲劳、发烧、或患有其他躯体疾病。

（3）停药

突然停用某些药物，如安定类、抗精神病类的药物。

多梦、噩梦对人的身体健康有一定的影响，会造成心理的负面刺激，剧烈的梦境会使人的大脑过于兴奋、紧张，生理负担加重。因此，有出现多梦、噩梦的现象，要积极进行治疗。

不如再看一下王某的例子。他说自己工作和生活上都没有什么压力。但经心理医生仔细询问，才知道王某生性好强，大学毕业后分到某行政单位，工作轻闲，工资也不低。家人很为他高兴，同学也很羡慕，王某也觉得很得意。现在生活很美满，女朋友也在同一单位工作，两人感情很好，半年前两人开始准备结婚。但王某在单位工作了一年多之后，开始厌倦单位那种一杯清茶一张报的生活。而且他自己心里有一种感觉，觉得结婚以后的日子就将这样平淡地过下去，而这是生性好强的王某十分害怕的事。虽然他告诉自己，生活和工作没什么不满的，但这种对将来的恐惧一直在他心中潜伏着。这些因素造成了他晚上老做噩梦。

在心理医生帮王某分析清楚情况后，他找到了解决问题的办法。他跟女朋友商量暂时推迟了婚期，找到了一份虽然薪水较低但更能发挥自己特长的职业，并报名参加了一个早就想去的计算机班。有了对将来的细致打算，在忙碌中，他的梦居然神奇地消失了。

在做梦的问题上，首先，我们要有科学的认识，适当次数的梦对身体是有益的，即使梦出现得多一些，一般来讲白天不要刻意去回忆它、去追究它，情绪也会平静。其次，对有些躯体疾病，要积极治疗，这样会减少做梦和噩梦的次数。再次，要放松身心，多参加一些积极、轻松的活动，有助于噩梦的减少。最后，对自身不能调整的，要求助于心理咨询。

事实上，我们每个人都有不同的困惑和不满，或各种各样的生活压力。虽然有的能意识到，有的意识不到，但这些都可能在梦中表现出来，提醒我们正视它的存在。所以，当有你较长时间在晚上睡眠不佳时，不妨问问自己，是不是有什么想做而没做的事，有什么想去实现的梦想，有什么不满，把原因找出来，听从内心的声音，去做你长久以来就想做而没去做的事，相信你会过得更快乐。

6. 睡眠过多

来自小宇的自述："我未来一个月的学习任务非常紧，要考六门课，但我现在每天都睡不醒，晚上早早就困了，只好上床睡觉，心里想睡好了明天看也一样。但第二天早上还是特别困，宿舍人都走了，我还没醒来。就算我让他们叫我，等他们叫我时，我还是觉得眼皮都抬不起来。即使勉强起了床，我看书时也很难集中注意力，老是打瞌睡，醒了之后很懊恼。我尽力想和别的同学一样，但想急也急不起来，老是一睡就睡过头。"

有很多人有类似小宇的这种情况，老是睡不醒，整天昏昏沉沉，觉得头脑不清醒。事实上有下列几种情况的人经常会有这种感觉。

（1）神经衰弱的人。

（2）躯体不适的人。

人们在生病的时候就老是觉得精神委靡，这是很常见的。

（3）压力太大。

有的人在压力大时精力充沛，干劲实足。但有的人在压力大时，反而倾向于逃避。这其中有人干脆不去上班，不去上学，不接电话。

（4）对要做的事感到厌倦。

当这种厌倦不能直接表达的时候，比如不喜欢某个工作，人们就倾向于吊儿郎当，不好好干。但也有的人就会感到睡不醒，没精神。再比如，我们家里来了一个不受欢迎的客人，坐下就不走了。这时，我们也不能强赶他走，但我们就会表现得心不在焉，哈欠连天。我们不是故意打哈欠的，而是身体不自觉的厌倦反应。

了解了这些，我们就可以分析自己的情况属于那种。当然，睡眠过多，也可能真的是躯体不适引起的，这时我们需要看医生，仔细治疗。要是其他的情况，就需要根据自己的情况考虑了。

（1）每次只做一件事情。

（2）做自己喜欢做的事情。

（3）对自己降低要求，不要强求完美。

（4）寻求他人的帮助，分担压力。

（5）调整心态，放松一点。

胃肠神经症

胃肠神经症的各种症状表现在不同个体上，其轻重不一，历时长短不一，并可被情绪和暗示所左右。

胃肠神经症是由各种原因引起的神经功能失调所致的胃肠道功能障

碍的一组综合症状，其实质为全身神经症的一部分，在病理解剖上并没有特异性的改变。此病在临床上十分常见，多发生于青年和中年，女性高于男性。

胃肠神经症以胃肠的症状为主，主要临床表现为呕吐、反酸、嗳气、上腹不适、厌食、疼痛等。如以小肠功能紊乱为主，则表现为腹泻、脐周阵痛及肠鸣，常因情绪变动而激发，因此有情绪性腹泻之称；或因进某种食物而诱发，称为餐后腹泻。如以结肠功能紊乱为主，则表现为结肠痉挛，阵发性下腹阵痛并可触及痉挛的肠曲，可能出现便秘呈羊粪状颗粒，或者黏液状腹泻等。此外，除了上述症状还可同时伴有神经症的一般常见症状，如失眠、头痛头晕、紧张焦虑、乏力倦怠、心悸胸闷、注意力涣散、神经过敏、健忘、工作效率低等。各种症状表现在不同个体上，其轻重不一，历时长短不一，并可被情绪和暗示所左右。凡属本病，体格检查包括各种仪器检查，均无相应的病理体征。

一、临床症状

本病的发病年龄多在 20～50 岁，女性多于男性（约 2:1）。

1. 腹痛型

多为胀痛或不适，也可有短暂剧痛，排便或排气后缓解。

2. 腹泻与便秘型

腹泻型者粪便呈糊状或稀便，并有大量黏液，一日数次，常在早晨或后夜发生（俗称黎明泻或五更泻），腹泻时无腹痛。便秘型者可数日无大便，排便时有痉挛性腹痛，可排出坚硬如石卵或羊粪球样粪便。这两种类型的排便形式常交替出现。

3. 餐后腹痛型

腹痛发生在进食后，不能为排便或排气所缓解。

除上述临床表现外，病人还可有腹胀、消化不良、胃部不适、恶心、呕吐、心窝部烧灼感、食欲不振、轻度吞咽困难、情绪不好（焦虑、紧张或抑郁）、失眠、疲乏、胸闷、气短、心悸、手足出汗、头面部发热和头晕等症状。

二、致病因素

本病的病理生理学改变主要是胃、结肠（也有少数是小肠）运动和分泌功能紊乱。发生紊乱的机理尚未完全阐明，可能与以下因素有关：

1. 精神和情绪

本病有精神疾病史者约占半数，在本病发生和症状恶化时，常可找到精神受刺激或情绪波动的因素存在，半数以上患者有恐病症，尤其是恐癌症。

2. 遗传

调查发现，在同一家庭中常可有多人罹患，父母患病、儿女也患病者屡见不鲜。

3. 食物

有人对20多种食物分别进行观察，发现酸性水果、新鲜色拉、香料、酒类、辣椒和浓咖啡，是引起腹痛的主要原因。

4. 环境刺激

工作量骤增、经济负担加重、失业、亲人故去、人际关系不顺和家庭纠纷等，可促发本病。

三、胃肠神经症的自我防治方法

1. 培养良好的情绪状态

遇不顺心的事、难事、违心的事，不可怒发冲冠。不要因国事、家事、心上事忧心如焚。血气之怒不可常有，焦虑之忧也不可留，需要豁达开朗的性格和乐观无忧的情绪。祖国医学历来认为"怒伤肝"。"怒"指不愉快的心理因素；"肝"泛指包括胃肠在内的整个消化系统及其功能。在日常生活中，因生气发怒而吃不下饭是常有的事，尤其在吃饭前或吃饭时发怒更明显。因此，心平气和、良好的情绪状态对维持健康的消化功能是大有益处的。

2. 医生要耐心疏导、病人要正确理解

由于病人对病情的发生、治疗及预后所知较少，顾虑较多，要求医生要耐心地劝说，说明疾病的发病原因、疾病的性质以及良好的预后，

并帮助分析、寻找病因，以便消除顾虑，调动病人的主观能动性，提高后者治愈疾病的信心。凡可能引起本病的负性心理因素，均应尽量避免，特别对有恐高症或恐癌症者，患者要明白本病是功能性和非器质性疾病，绝对不会有危及生命的不良后果，消除顾虑，增强治愈疾病的信心。病人也应该正确理解医生，相信医生，树立战胜疾病的信心。

3. 适当参加劳动或工作

病人如未出现营养障碍，应鼓励参加正常的劳动和工作。因为劳动可以调节人的情绪或增强体质，有利于健康。对有营养障碍者，应适当安排休息。此外，应养成好的生活规律，创造愉快的工作环境，保持动静结合、劳逸有度。紧张而有序的生活、工作、学习氛围，对调节神经系统的正常功能是有利的。

4. 注意饮食调节

保证充足的营养，选择以营养丰富、残渣少、易消化、刺激性小的食物为宜。尽量避免辛辣的食物、浓郁的调味品、浓茶、浓咖啡等。还要保持良好的饮食习惯，每天进食应定时定量、不过饥过饱、不暴饮暴食，避免进食过冷过热的食物。

5. 积极参加体育锻炼，增强体质

锻炼中循序渐进，从小运动量开始，以身体不感太疲劳为宜。增强身体素质不仅有助于神经功能的恢复，也有助于保持良好的情绪状态。

磨牙症

国内外许多学者对磨牙症的发病机理进行了大量研究，认为成人磨牙比儿童及青少年磨牙的发病机理更为复杂，其危害性同样不可小视。

人在入睡后磨牙，医学上称为"磨牙症"。磨牙症多见于儿童，但成年人也不少见。

国内外许多学者对磨牙症的发病机理进行了大量研究，认为成人磨牙比儿童及青少年磨牙的发病机理更为复杂，危害性同样不可小视。其中，精神因素引起的磨牙症尤其受到学者们的关注。北京大学口腔医院曾对80位16~45岁的磨牙症患者和80位无磨牙症的人作了对照研究，结果表明：性格内向、压抑，特别是情绪不稳定、易紧张等个性是磨牙症发病的重要因素。他们认为，当人为逃避潜意识的心理压力时，在梦中或睡眠中会磨牙。

偶尔磨牙对健康影响很小，但长期磨牙，或每次入睡后磨牙的时间太长，则可导致心理及生理上的障碍。因此，有磨牙症的成年人应积极就医。在排除生理疾病引起磨牙后，应注意考虑是否存在心理障碍。如果存在心理障碍，则应该进行自我调适，或找心理医生治疗。

慢性疼痛

慢性疼痛虽然不如被称为"报警信号"的急性疼痛那么令人"痛不欲生"，但它的持久性与医生的束手无策，往往使患者的痛苦加重。

一些患者的慢性疼痛可以找到躯体病因，但是许多找不到器质性原因的慢性疼痛，常常使医生感到无奈，甚至有些医学家感叹：真的无法理解高度进化的人，何以允许慢性疼痛这样一种除了造成痛苦之外，别无意义的现象存在。

实际上，许多查不出器质性原因的慢性疼痛是心理疾病所致。这种由心理发出的信号往往被医生所忽视，以至于患者四处求医，做多种多样的检查，消耗大量的医药资源，最终仍毫无疗效。

一般说来，与心理疾病有关的疼痛包括以下一些情况：

1. 紧张性疼痛

这类疼痛常由心理冲突所致。人处于心理冲突或长期的精神压力状态时，如果不能很好地排解这些压力，除了可出现紧张、烦恼、失眠等症状外，也可表现为慢性疼痛，最多见为头痛、背痛、牙痛或腰痛，这是一种解脱压力，摆脱窘境的心理转换方式。这种疼痛很明显的特点，就是随着精神压力的消长而消长。

2. 暗示性疼痛

心理暗示也可导致疼痛的产生。如某女工自感上腹部不适，到医院做上消化道造影时，听到技师说："十二指肠有逆蠕动波（这是正常现象）。"此后，病人上腹出现持续闷痛，伴有恶心、呕吐，并反复发作，但多项检查未查出器质性病因，最后做心理治疗方愈。此种医源性的暗示，常常是慢性疼痛产生的原因之一。

3. 抑郁症性疼痛

有学者认为，非器质性的慢性疼痛中，大多是抑郁情绪所致。这类病人往往抑郁的感觉较轻，如仅表现为缺少愉快感或高兴不起来，但躯体疼痛却持续而顽固。这类疼痛早期以头痛为常见，其程度和性质随心境变化而变化，尔后可发展为躯体其他部位疼痛，如背痛、腹痛、腰痛，而病人往往认为心境抑郁是疼痛不愈的结果，而不是原因。有时，可使缺少临床经验的医生忽略抑郁的病因作用。

4. 焦虑症性疼痛

焦虑可引起疼痛。常见为紧张性头痛，也可有背痛、腹痛、胸痛或肌肉痛。其特点是同时伴有明显的焦虑症状，如紧张、不安、心慌、气促、出汗等，疼痛部位不如抑郁症疼痛的部位固定。

5. 神经衰弱的疼痛

神经衰弱的疼痛是头部常有紧箍感、胀痛感，同时伴有疲劳乏力、失眠等症状。

6. 疑病症的疼痛

其疼痛的性质、程度、部位多不稳定，缺少相应的体征。患者往往具有疑病者的特点，如敏感、多疑、焦虑等。

7. 癔症的疼痛

其疼痛特点为痉挛性、发作性，与心理暗示有明显关系，并具有模仿、夸张的色彩。此类患者往往具有癔症的其他症状，有别于暗示性疼痛。

8. 更年期综合征的疼痛

这种疼痛往往涉及多个器官、多个部位，或是难以名状的疼痛，同时伴有神经紊乱的症状，情绪烦躁、易激惹。疼痛发生的年龄在更年期，女性多见。

上述这些疼痛往往持续时间长，反复发作，虽然程度不特别严重，但因躯体治疗效果不佳而"折磨"着医生与病人。因此，当各科医生面临着临床上查无器质性证据的慢性疼痛时，要考虑到心理疼痛的可能性，有针对性地做心理治疗，这才是根治这类疼痛的最佳途径。

如果您被不明原因的疼痛折磨时，应考虑找心身医学科或心理科的医生进行心理治疗。心理医生会找出患者的心理症结之所在，根据病情，采用认知疗法、行为疗法、生物－反馈治疗、放松治疗等办法，帮助您改变不合理的认知方式和行为方式，以摆脱疼痛的困扰。

有慢性疼痛的病人，对生活、工作的期望值较高，有时还超过了自己的能力，而导致心理压力较大，心理冲突较强烈。为此，在看心理医生之前或医生尚未查明病因时，可试着降低自己的目标，让目标更合乎现实，同时学会做放松运动，使肌肉放松，以缓解压力；尽可能利用假期，放下手头工作，调整自己。

利用心理因素控制疼痛，主要有下列几种方法：

1. 自我暗示法

在疼痛时，患者自己口念或心里想："一会儿就会不痛了。"这往往会收到一定效果。特别在使用镇痛药物的同时，配合自我暗示法，能够大大加强镇痛药物的镇痛作用。

2. 转移注意法

患者的注意力如果集中在疼痛上，将使疼痛加重；把注意力从疼痛上转移到其他有趣的事物上去，如看电影、听音乐等，疼痛就会减轻甚至消失。

3. 情绪稳定法

情绪稳定与镇静不仅使痛觉得感受迟钝，而且使痛反应减少。在疼痛时，保持情绪的镇定是控制疼痛的有效方法之一。

4. 意志控制法

在坚强的意志和坚定的信心的支持下，对于严重的毁伤形体的疼痛，有着巨大的抗痛力量，以至能使其反应缓解。刘伯承同志眼睛受伤，在没有使用麻药的情况下进行手术，这是坚强的意志战胜剧痛的范例。青年女工王世芬烧伤面积达98％，她以坚强的革命意志与医务人员密切配合，坚持治疗，终于战胜了疼痛和烧伤，创造了医学史上的奇迹。

第三章　心理健康与情绪障碍

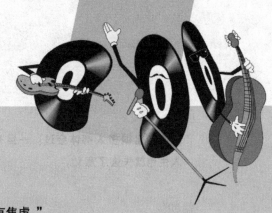

焦虑

心理学家说："只要有记忆，就会有焦虑。"

紧张

人们常说的"累"并非指身体的劳累，而是指心理的疲惫，即由于心理失衡而导致的过度精神紧张。

抑郁

你快乐吗？有空的时候不妨问问自己，问问身边的亲人、朋友和同事，你会发觉这世上真正快乐的人很少。

烦闷

烦闷是现代人的一种常见情绪。在这种心境下，人好像对自己所能发出的一切行为都不能认定其积极的意义所在。

敏感

人们常说的神经过敏就是指敏感，其实它是一种精神疾病。

厌倦

厌倦情绪很多人都体会过。一旦有了这种感觉，我们的人生也就失去了意义。

孤独

从某种意义来讲，孤独是一种个人体验，会随着环境的变化而变化。

神经衰弱

为什么在同样的生活、工作环境下，有的人会患神经衰弱，而多数人却不会？

癔症

癔症，特别是流行性癔症的发生，与一定的文化背景、社会习俗有关，也与一定的人格特征有关。

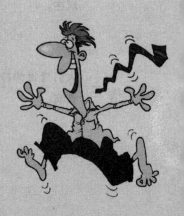

焦虑

心理学家说："只要有记忆，就会有焦虑。"

一、什么是焦虑

我们每个人都知道什么是焦虑：在你面临一次重要的考试以前，在你第一次和某一位重要人物会面之前，在你的老板大发脾气的时候，在你知道孩子得了某种疾病的时候，你可能都会感到焦虑不安。焦虑并不是坏事，适当的焦虑，对个体的生存保持警觉性，激发人的积极性；对促进个人和社会的进步都有好处。焦虑往往能够促使你鼓起力量，去应付即将发生的危机。

如果你有太多的焦虑，以至于达到焦虑症，这种有进化意义的情绪就会起到相反的作用。它会妨碍你去应付、处理面前的危机，甚至妨碍你的日常生活。焦虑已是当今文明社会的公害，预计随着社会的变化、社会结构、社会关系以及人们价值观念的变化，人们将会有越来越多的焦虑。

焦虑不仅可以引起心理上的变化，也可引起生理上的一系列变化。焦虑时，心烦意乱、坐立不安，搓手顿足、心绪不宁，甚至有灾难临头之感；工作学习时不能集中注意、杂念万千，做事犹豫不决。焦虑会影响睡眠、引起失眠、多梦或噩梦频繁。白天头昏脑涨，感觉过敏，怕噪音、强光及冷热，容易激动，常做出不理智的激情发作。生理方面，出现唇焦舌燥、口渴、多汗、心悸、血压升高、发热感，大小便次数增多，老有便感。

严重时，有三种焦虑发作形式：

1. 濒死感

发作时，胸闷、气不够用，心中难受，有快断气的恐惧感，有人会在急诊室大呼："医生快拿氧气来！"但绝不会因此而死人。

2. 惊恐发作

莫明其妙地出现恐惧感，如怕黑暗、怕带毛的动物、怕锋利的刀剪、怕床下有小偷……甚至素来胆大的人也会有恐惧，但指不出害怕的对象。

3. 精神崩溃感

此时心乱如麻，六神无主，有精神失控感，担心自己会"疯"而恐惧焦虑，但这绝不会是精神病发作。

以上三种发作形式均短暂，只历时数小时。焦虑缓解后，一切如常，风平浪静。

长期处于焦虑状态可以引起诸多疾病，如焦虑性神经官能症、高血压、糖尿病、神经性皮炎等心身疾病。急性焦虑发作时，往往易引起脑血管意外或心肌梗塞而死亡，故应对焦虑及时处理治疗。

二、引起焦虑的原因

人们为什么面临如此众多的焦虑，我们必须从自然界、社会、人的心理及认识活动以及人格特征分析，这些因素可以概括为：

1. 在工作、生活健康方面均追求完美

稍不如意，就十分遗憾，心烦意乱，长吁短叹，老担心出问题，惶惶不可终日。须知，世间只有相对完美，绝无绝对完美，世界及个体就是在不断纠正不足，追求真善美中前进。应该"知足常乐""随遇而安"，绝不做追名逐利的奴隶，为自己设置的精神枷锁太多，活得太累，把生命之弦拉得太紧。

2. 没有迎接人生苦难的思想准备

总希望一帆风顺、平安一世。其实不然，正如宇宙的自然规律一样，人生自始至终都充满了矛盾，绝无世外桃源。人一降临人间，就会面临生老病死苦的磨难。没有迎接苦难思想准备的人，一遇到矛盾，就会惊慌失措，怨天尤人，大有活不下去之感，殊不知"吃得苦中苦，方为人上人"。这些人都是深知矛盾和善于适应困境的人。

3. 意外的天灾人祸，会引起人的紧张和焦虑

一旦遭遇不幸，建议你正视现实，挣扎着前进。忍耐下去，一定会走出暂时的困境。有时往往会"山穷水复疑无路，柳暗花明又一村"，出现"绝处逢生"的局面。有时乍看起来是件祸事，说不定又是一件好事。人生就是这样包含着"祸兮福所倚，福兮祸所伏"、好与坏、幸福与不幸的辩证关系。

4. 神经质人格

这类人的心理素质不佳，对任何刺激均敏感，一触即发，对刺激做出不相应的过强反应。承受挫折的能力太低，自我防御的能力过强。他们眼中的世界，无处不是陷阱，无处不充满危险。

三、焦虑的解除办法

1. 自我松弛法

在生理上，焦虑是与肌肉紧张相关联的。如果你使自己的肌肉得以放松，那么躯体的放松也会令精神有所放松，焦虑则无处立足了。

2. 浓度肌肉放松法，共分四步

第一步，要使肌肉放松，须先让肌肉处于过度紧张状态。先是躯干：头部下缩，双眼微合，双肩上耸，如缩头乌龟状，感到很紧张后，放松头及双肩，然后将头慢慢作逆时针转动八圈，再按顺时针转八圈。做完这些动作以后，须静静地躺在床上。

第二步，也是先紧张后放松。这次是腿：将右脚绷直抬高，脚尖绷紧直到不能坚持，然后完全放松地让脚落在床上。接着，抬起左脚进行与右脚相同的练习。切记要把全部注意力都集中在绷紧的那条腿上，想象从足尖到髋部都非常紧张，这样才有可能达到浓度肌肉放松。

第三步，同上，这次是手臂。右手上举，握紧拳头、绷紧手臂肌肉，同时集中注意力，想象手臂非常紧张，当感觉很累的时候，让手完全放松地落在床上。接着，左手也做同样的练习。

第四步，眼睛的放松：在左臂放下后，双眼仍保持微合，想象头顶的天花板上有个圆圈，直径大约四公尺。想象着视线按顺时针方向绕圆圈转八圈，然后按逆时针方向转八圈，要慢慢地转动。完成以后，再想象一个边长大约为四公尺的正方形，同样顺着它的边做一遍。

完成以上步骤后，你什么也不要想，只是静静地躺着，体会运动过后的那种松弛、宁静的感觉。这种放松的方法是很有效的，但需在安静场合进行，应急是不管用的。

3. 应急放松方法

一旦你感到焦虑，可按以下三步做：

深深地吸一口气，然后迅速吐出。这个过程能使肌肉很快地放松。

不断暗示自己"放松、放松"。

把注意力集中在有趣的事物上停留几分钟。

完成这三步之后，患者可返回引起焦虑的问题。如果仍然感到焦虑，再重复这三个放松步骤，直到焦虑缓解。这个方法十分简单，无论是在假想情景还是实际情景中，都可以多次重复练习。

四、认知重构法

认知重构法实际上是一种综合疗法，分以下三个步骤：

1. 改变态度

焦虑症患者不敢直面人生，把世界想象得过分危险可怕。因此，首先应该做到的就是改变生活的态度。焦虑症患者惯常的态度可能是这样的：

时间飞逝如电，我离死亡越来越近。

命运决定一切，我放弃自由选择的权利。

世上人心险恶，我注定是孤立无援。

……

这些态度都过分消极悲观，如果不从根本上加以改变，焦虑症便无法根治。你应将原有的消极态度变为积极态度。例如：

时间飞逝如电，我要珍惜现在的一分一秒。

命运无法知晓，我有权自由选择我的生活。

世上人心不易沟通，只要心诚定会得到帮助。

……

你把这些改变后的积极态度记下来，作为座右铭，经常读一读，进行自我强化。

2. 挖掘病因

采用前述自我精神分析法，挖掘焦虑的病因。认识到病因后，必须正视它，然后努力用言语表达出来。这个小小的技巧，实际上是使焦虑症的潜意识冲动上升到意识的层次上，然后进行有意识的控制。

3. 矫正行为

采用模仿、强化、幽默、自我建设性暗示等方法对焦虑进行行为矫正。

模仿的主要对象是你生活中的强者。你如果很容易焦虑，那么和一个幽默、潇洒的人在一起，无形中你会受他言行的感染。你还可以模仿强者的为人处世方式，甚至可以向他们取经，了解他们战胜焦虑的诀窍。其实，世上人人都有焦虑的体验，只是有人战胜了焦虑，有人却成了焦虑的奴隶。

强化是对你的积极性行为进行自我鼓励，或寻求他人的鼓励。自我强化主要应从自我建设性暗示入手。过去焦虑时，你不正确的行为反应使焦虑得到了强化。例如：

我太痛苦了，我要死了。

这个工作我一定会失败，毫无希望。

现在你应采用建设性暗示有效地抑制焦虑。

我现在确实很痛苦，但解决困难都得有这么一个过程，应努力调整自己，战胜困难。

这个工作可能失败，但失败是成功之母，何况并非没有一丝成功的希望。

……

原来的不良自我暗示往往是无意识的，而现在的良性暗示则是有意识的，富有建设性的。这样的建设性暗示还有许多，你应将它们写出来、记住并不时提醒自己。它们能非常有效地提醒你采取有效措施，减弱焦虑。

五、冥想

于宁静处坐或站，闭眼，肌肉和意念放松，集中想象力于一束鲜花、一处自然美景或回忆愉快的往事，逐渐变得心旷神怡及至焦虑消除。

六、气功

太极拳、瑜伽功，皆可在练功过程中入静，也可以消除焦虑。调息，闭眼静坐，缓慢深吸气，深吐气，约 15～20 分钟，可以兴奋迷走神经功能，导致生理和心理的宁静。

七、药物

常用的对抗焦虑的药物是各类安定，在医师指导下用药，是安全有效的。

紧张

人们常说的"累"并非指身体的劳累，而是指心理的疲惫，即由于心理失衡而导致的过度精神紧张。

随着生活节奏的加快，竞争意识的加强，人们普遍有一种紧迫感和危机感，心理压力加大，容易出现精神紧张，影响工作和学习。因此，了解一下精神紧张产生的根源，学会合理调适精神紧张水平，这对于我们在竞争的社会中，尽快适应改革的环境，提高工作、学习效率，还是大有益处的。

精神紧张一般分为弱的、适度的和强的三种。人们需要适度的精神紧张，因为这是人们解决问题的必要条件。

但是过度的精神紧张，却不利于问题的解决。例如：高考时年年都有考生晕场，就是由于临考前一段时间过多地考虑了考试成绩好坏对自己终生的影响。这种心理上过重的精神负担必然造成这样的动机："我一定要考好，不然这一辈子就完了。"这种强动机势必造成过度精神紧张，妨碍大脑的正常思维活动，结果反而考不出好成绩，甚至晕场。

过度精神紧张还容易造成情绪消沉、悲观厌世、自我封闭。一个人如果长时间处于这种心理状态，发展下去就会导致一系列心因性疾病的发生，严重的可导致性格变态，少数人还会自杀。有人曾说，在世界民族中，日本是一个喜欢自杀的民族，这与其社会竞争过于激烈，人们经常处于高度精神紧张之中是不无关系的。美国有一项研究，抽查了三个大学的 962 名学生，其中 307 名（31.9%）有过自杀的念头，42 名（4.3%）企图自杀过。分析其原因，是他们面对竞争的巨大心理压力，经常遭受挫折，长期精神紧张，因而萌生自杀念头。在我国，据北京、天津、杭州等地的调查，有16%以上的大学生存在不同程度的心理障碍，其中精神方面的疾病所占比重最大。这与大学生心理负荷过重，理想与现实反差大，因而常产生挫折感、孤独感、自卑感有很大关系。

过度精神紧张给人身心健康带来的威胁是明显的、严重的，那么怎样做才能解除人的过度精神紧张而达到心理平衡呢？

1. 提出合理的期望水平

俗语说，人贵有自知之明。每一个人都应对自我有一个客观评价，正确地分析自己的优势与不足，据此提出适合自己的合理期望，不要事事想成，也不要每一事都要求完美。你的一生可能不很伟大，却活得有价值。各行各业的能手之所以能成功，就因为他们认识到了自我的优势，根据优势提出合理期望。我们每个人都可以做到这一点。

2. 保持幽默感

我们每个人都应活得轻松些，尤其当自己身处逆境时，要学会超脱，正所谓"来日方长"。

3. 对自己说"我行"

做任何事都不要怕失败，因为只有自信，才会使你抓住成功的机会。要善于挖掘自身的潜能，改善原有的认识结构和行为模式，以提高自己对周围环境的适应性和调节能力。克服自卑心理，因为生活中一个自我感觉强大的人比一个自我感觉渺小的人精神负担要小得多。因此，认准了的事就去做，大声对自己说"我行"，那么你一定会获得成功。这里所说的自信不是狂妄自大，也不是自以为是，而要学会自我控制。如果只指望他人把事情办好，或坐等他人把事办好，就可能使您处于被动地位，也可能成为环境的牺牲品。因此，办任何事情，首先要相信自己，依靠自己，不要将希望寄托于别人，否则将坐失良机，加重精神紧张。

4. 当机立断

死守着一个毫无希望的目标，不论对您自己，还是对您周围的人，都会增加心理压力和精神紧张。一个精明人一旦打算完成某项任务时，就应马上做出决断并付诸行动。当他发现已做的决定是错误的，就应立即另谋办法。优柔寡断，会加剧精神负担。

5. 养成宽容的习惯

古人说得好，宰相肚里能撑船。只有心胸似海的人，才能有效地控制自己，特别是在挫折面前表现出大度。我们不应一遇到挫折就自怨自艾，或在别人身上泄愤。应学会宽容和宽恕，这样就能忘却那些不愉快的事，消除产生精神紧张的根源。大事不应糊涂，但小事不妨糊涂些，做个"难得糊涂"的人。这样，你会生活得比以前更轻松、愉快。

6. 建立支持系统

人生之路并非全是坦途，生活中每个人都会遇到这样那样的麻烦，每个在困境中的人都希望得到别人的帮助，因而这要求我们必须建立相互支持系统。它可为你在挫折时提供良好的情感支持，而减少孤独或紧张。你的亲友、同学、同事、邻里都可以成为你的支持者。在这个人际圈当中，你要得到别人帮助就要先去关心别人。关心别人还会使你有一种美好的感受。我们都是同样的人，别人碰上的事情您有一天也可能会碰上。生活的道路总不会太平坦。与周围的人建立友谊，可以增加来自外界的支持和帮助，从而减轻精神紧张。不要害怕扩大您的社会影响，这样有助您寻找应付紧急事件的新渠道。据美国科研人员在对 2 700 多人进行为期 14 年的跟踪研究后指出，帮助别人有助于免除精神紧张，这就很能说明这个问题。

7. 走出封闭的自我

自我封闭有两种：一是以自己为圆心，多是自卑感重或曾受到大的挫折。这只要加强自信、正视现实，就会逐步迈出自己编织的小圈子。二是以别人为圆心的自我封闭。我们中国人最能忍辱负重，有些人是为别人而活着，有的为父母，有的为儿女，有的为家庭，有的为事业等。虽然我们不崇尚完全以自我为中心，但也不能空来世上走一遭，只为别人拉磨盘，而把自己封闭起来，这样的活法儿哪能不累。走出去，做你喜欢的一切，你将发现外面的世界的确很精彩，你的紧张、烦恼也将随风消散。

8. 宣泄、抒发

经常处于精神紧张状态，累加起来，可能会吞噬掉我们健康的机体。我们需要对人诉说自己的感受，哪怕这样做改变不了多少事情。向谁诉说，取决于想要说的内容，必须选择合适的诉说对象。记住，绝对不要将不愉快的事情隐藏在自己的心里。

9. 以仁待人

当别人身处困境时，应乐于助人。在这种时刻，他们最需要您去倾听他们的诉说，需要您给予帮助。俗话说，善有善报，如果您有朝一日也出现某种危机时，假如对方是一位真诚的朋友，他也会来帮助您的。

10. 灵活一些

我们要完成一件工作，可能有许多方法。您自己的那种方法不一定是最好的，或者虽然是最好的方法，但不一定行得通。如果您总认为事事都必须按您的想法去做，那么当事物不按您的想法发展时，您就会烦恼生气。其实您的目标只应是把事情办成，至于方法，不必拘于某一种。

让我们走出精神紧张的阴影，我们将会拥有一片灿烂的新天地，也将获得一个完全崭新的自我！

抑郁

你快乐吗？有空的时候不妨问问自己，问问身边的亲人、朋友和同事，你会发觉这世上真正快乐的人很少。

每个人都会有不快乐和心情不好的时候。抑郁是人们常见的情绪困扰，是一种感到无力应付外界压力而产生的消极情绪，常常伴有厌恶、痛苦、羞愧、自卑等情绪。它不分国际、性别和年龄，是大部分人都有的经验。对大多数人来说，抑郁只是偶尔出现，历时很短，时过境迁，很快就会消失。但对有些人来说，则会经常地、迅速地陷入抑郁的状态而不能自拔。当忧郁一直持续下去，愈来愈严重，以至于无法过正常的日子，即称为忧郁症。

陷入抑郁状态的重要表现是：情绪低落，郁郁寡欢，思维迟缓，兴趣丧失，闷闷不乐，缺乏活力，反应迟钝，对生活缺乏信心，体验不到生活的快乐，干什么都没精打采，不愿与人交往，并伴有食欲不振、失眠等症状，看上去疲惫倦怠、表情冷漠、面色灰暗，仿佛陷入了痛苦的深渊而无力自拔。

在人的一生中，有三个时期较容易患忧郁症，即青春期的后段、中年及退休后，老年人也常出现忧郁症。忧郁的类型有两种：一种是由于精神上受到打击而出现的过度反应；另一种并没有特别的原因。根据世界卫生组织统计，全世界有3%的人患有忧郁症。

如果你持续两个星期以上表现出以下5个或以上的症状，你就需要就医或拜访其他心理健康专家：

1. 持续的悲伤、焦虑或头脑空白。
2. 睡眠过多或过少。
3. 体重减轻，食欲减退。
4. 失去活动的快乐和兴趣。
5. 心神不宁或急躁不安。
6. 躯体症状持续，对治疗没有反应。
7. 注意力难以集中，记忆力下降，决策困难。
8. 疲劳或精神不振。
9. 感到内疚、无望或者自身毫无价值。
10. 出现自杀或死亡的想法。

当然，大多数的人只是轻微地感到忧郁，还达不到抑郁症的严重程度。但这时也需要引起重视，调整心态和生活方式，防止抑郁变得更加严重。

一、抑郁的心态问题

一般而言，导致抑郁的原因主要是性格原因。所以我们要做的事就是改变自己看问题的方式，调整自己的心态。

造成这种情绪上的不良状态，主要与八种心态有关。

1. 走极端

这种现象表现为走极端，他们运用非此即彼的方式思考问题，不是白就是黑。这种人一遇挫折便有彻底失败的感觉，进而觉得自身已不具任何价值，从而失去自信。

2. 以偏概全

认为事情只要发生一次，就会不断重现。生活中遇到困难与不幸，即认为困难、不幸会重复出现。一次恋爱失败，就认为以后也不会找到真心的爱人。

3. 消极思维

有的人遇事总想消极的一面，就像戴了一副变色眼镜看问题，滤掉了所有的光明，整个世界看起来暗淡无光，都是灰色的。他们常常用一个忧郁的假设支配自己的思想，对事物只抓住它的消极部分，并牢牢记住。

4. 敏感多疑

有些人无事生非，终日担心自己将大病临头，遇事往往自我论断，主观猜疑，杞人忧天。

5. 自卑心理

有些人总习惯用悲观、消极、绝望的观点看问题，不自觉地具有自卑心理，在自卑的指引下，认为自己处处不如别人，例如：当看见别人取得某种成功，就会想"人家有本事，我不能跟人家比"。如果自己遇到挫折，不去从根本上找原因，而是想"我的运气本来就不好"。毫无根据地自怨自艾或愤世嫉俗，导致本来松弛的情绪变得紧张。

6. 自我评价过低

有的人把一般性过失、欠缺、挫折和困难看得过于严重，似乎做了不可逆转的错事。生活中总是过分夸大自己的不足和过低估计自身的长处。做事时，常常灰心大于信心。

7. 扩大推理

有的人把自己的不良感觉当成事实的证据，如："我有负罪感，那么我一定是干了什么坏事。" "我觉得力不从心，那么我一定是'低能儿'。"对失败只认为"早知道结果会是这样，又一次证明了我的无能"。尤其情绪低沉时，这种感觉特别强烈。

8. 自责自罪

有的人总是主动承担别人的责任，并且妄下结论，认为一切坏的结果都是自己的过失和无能所致。即使外出，正巧天气不好，也会自认倒霉。如果自己无意中有了过失，别人并没有计较，或者早已忘掉了，自己也还会忧心忡忡，担心别人对自己有看法、有成见。他们过分注意别人的脸色，以至更加束手无策，不敢行事，或者自暴自弃，不能有所进取。此种变形的自卑、内疚心理，来源于人格的变形和过分的责任感及义务感。

以上的错误认知，导致了许多人陷入抑郁困境而不能自拔。

再有就是生活中的一些事件、挫折也会导致抑郁，像患了重病、顽疾，家庭出现了大的纠纷，工作、事业遭到了重大失败等。

抑郁症在西方社会被称为"精神上的流行性感冒"，其传播范围之广，受其影响之容易，可以从"流感"二字看得出来。在东方社会，抑郁症也并不少见。尤其是中国人，性格内向，往往真实思想不愿暴露，宁愿被抑郁情绪所折磨，却不愿向精神病专家进行心理咨询。如此发展下去，可由抑郁情绪跨入抑郁症患者的行列，有的人便以自杀了结。

二、抑郁症

一般的抑郁，只是轻度的，达不到抑郁症的程度。临床上所说的忧郁症不仅是"情绪沮丧"，而且是一种医学疾病，每年有上百万的人患上这种疾病。这种疾病不是一时的情绪低落，而可能会持续几个星期、几个月，甚至几年的时间，具有破坏性的效果。这是一种比较严重的抑郁状态，处理不好，后果不堪设想。

比如小丁，24岁。他坐在医生面前的时候，年轻的脸庞上没有光彩，一副意志消沉、憔悴不堪的样子。医生跟他谈话，发现他心情抑郁。

他总是贬低和谴责自己。几个月前，跟妈妈出去逛街，他去买水，结果妈妈的钱包被别人抢走。那人还推倒了他妈妈，导致他妈妈扭伤了脚。这让他自责不已。在他眼里，一切事情都是他的错。要是他事先带水的话，要是他不去那么远的话，要是他走快一点儿的话……他在心里不停地想着各种可能性，越想越觉得自己考虑不周。

最近，他老是想起小时候跑到邻居家的花园里去"偷"人家的花，还故意弄坏小朋友的玩具，由此得出一个结论："自己在小时候就是一个坏孩子""这正是邪恶本性的表现"。

事实上，小丁并不是在这一两件事情上是这样。他对所有的事情都倾向于认为是自己的错。碰到他认为严重的过失时，甚至觉得只有一死方足以谢天下。虽然大家并不认为那是什么严重的错误。

小丁还有明显的自卑感，认为别人看不起他、讨厌他、鄙视他。所以他还表现得疑心重重，老怀疑别人是不是在议论自己的过错，觉得没脸见人。

他还说，现在自己的思维活动也慢了许多，感到脑子迟钝，工作效率明显降低。他害怕自己脑子坏了，以后成为废物和社会的寄生虫，这更增加了他的自卑和自责。

现在，他每天都感到全身酸懒无力。一些简单的日常活动，对他来说都需要下很大决心来完成。他每天凌晨即醒，瞬即愁云集聚。他情绪极低，对自己讲："不知如何才能熬过痛苦而漫长的一天。"

以上小丁的症状是抑郁症较典型的表现，具体对每一个病人来讲，症状可能有轻有重，但情绪低落是本病的核心症状。凡有此症状的病人，应及早找专科医生诊治，以免贻误病情，造成不良后果。

三、忧郁症的症状

有些忧郁症患者倾向于退居人群之外，他们对周遭的事物失去兴趣，因而无法体验各种快乐。对他们而言，每件事物都显得晦暗，时间也变得特别难熬。通常，他们脾气暴躁，而且尝试着用睡眠驱走忧郁或烦闷，或者他们会随处坐卧、无所事事。大部分人所患的忧郁症并不严重，他们仍和正常人一样从事各种活动，只是能力较差，动作较慢。

除忧郁以外，尚有身体上的变化，常见的症状有：
1. 在吃、睡及性方面会失去兴趣或出现困难。
2. 对外在事物漠不关心。
3. 消化不良、便秘及头痛。
4. 与现实脱节。
5. 无故而发的罪恶感及无用感。
6. 幻想。
7. 退缩。
忧郁症还可以引起显著的精神方面的症状，主要包括：
1. 严重头痛。
2. 胃痛或恶心。
3. 呼吸问题。
4. 慢性颈痛、背痛。
很多时候，忧郁症的一些轻微病症，如疲劳、失眠、肠胃不适、持续的头痛及背痛等可能被误解为其他疾病。

此外，忧郁症的症状还包括慢性疲劳症候群、失眠或睡眠时间过长、失去食欲、结肠毛病、便秘或腹泻。

忧郁症患者说话少且音调低、速度慢、动作少且慢，严重时僵呆、但有时出现急躁行为，甚至有自杀行为。

患者常常会感到人生空虚，许多患者甚至会想到以死来寻求解脱。

四、患上忧郁症的原因

1. 遗传

遗传是忧郁症的一个重要因素。50% 经常患忧郁症的人，他们的父亲或母亲也曾患有此病。

2. 大脑中的神经传导物失去平衡

忧郁症起因于脑部管制情绪的区域受干扰。大部分人都能处理日常的情绪紧张，但是当压力太大，超过其调整机能所能应付的范畴，忧郁症可能由此而生。

3. 性格特质

自卑、悲观、完美主义者及依赖性强者较易得忧郁症。

4. 环境或社会因素

一连串的挫折、失落、慢性病或生命中不受欢迎的重大决定，也会引发忧郁症。

5. 饮食习惯

研究已发现食物显著地影响脑部的行为。饮食是最常见的忧郁原因。例如：饮食习惯差及常吃零食。脑中负责管理我们行为的神经冲动传导物质会受我们所吃的食物影响。

6. 其他因素造成

生活紧张、胃不舒服、头痛、营养不良、甲状腺疾病、子宫内膜炎（与妇女忧郁症有关）、任何严重的身体伤害、过敏症等。

五、易患忧郁症人群

忧郁症常见于：

1. 妇女患有忧郁症的可能性是男性的两倍。

2. 每年有一千一百多万的女性患上临床忧郁症。

3. 忧郁症是导致女性患病的最主要因素。

4. 忧郁症在育龄妇女中最为常见，但是任何年龄的人都可能患上这种病症。

5. 忧郁症和许多生理疾病相关。

6. 患有其他疾病，比如心脏病、中风、癌症及糖尿病的患者忧郁症的发病率更高。

7. 忧郁症患者在医疗检查、约见医生、医疗门诊电话咨询等所占的比例相当大。

8. 实际上，在约见医生最频繁的 10% 患者当中，50% 的患有精神方面的疾病，2/3 的患者患有忧郁症。

许多时候，人们并不会因为忧郁症向医生求助，而是注意到其他一些症状，比如精神不振、食欲、体重和睡眠方面的变化等。经过仔细识别，我们可能会意识到这是忧郁症的表现和症状。

六、消除抑郁

忧郁是一种很常见的情绪障碍，长期忧郁会使人的身心受到损害，使人无法正常地工作、学习和生活。但也不需要过分担心。经过妥当的调适后，大多数人都可以恢复正常、快乐地生活。病人可以参考下面介绍的一些方法：

1. 自己调节情绪，逐步改善心境，从而使生活重归欢乐

抑郁者要想消除抑郁情绪，首先应该停止对自身及周围世界的埋怨，明确自己的认知错误，来源于以感觉作依据思考问题。感觉不等于事实。每当你焦虑抑郁时，切记以下几个关键步骤：

（1）记录

瞄准那些自然消极的想法，并把它们记下来，别让它们占据你的大脑。

（2）反思

读一遍本文提及的几种认知扭曲的模式，准确地找出你是怎样曲解事实的，一定要击中要害。

（3）改变思维方式

调整心态，用更为客观的想法取代扭曲的认知，彻底驳斥那些让你自己瞧不起自己、自寻烦恼的谬论。

一旦开始这些步骤，你就会感到精神振奋，自尊心增强，无价值感就会烟消云散。要客观评价自己和他人——不妄自尊大，更不要妄自菲

薄。看清自己的长处，建立自尊，增强自信。不盲目地把自己同别人做比较，不管别人是否比你得到更多的好处，你都不要在意，重要的是自己的感觉。常以积极健康的心态鼓励自己，从中体验到更多的成功和快乐。

要看到事物的光明面——不把事物看成非黑即白，遇到不愉快的事，要从好处和积极方面着想，以微笑面对痛苦，以乐观战胜困难。

（4）转换不愉快的记忆画面

人的头脑对画面的记忆远胜于文字及言语。为什么过得不快乐？是因为脑海中有不愉快的画面。所以，修改脑中画面，创造活力，就是决定我们幸福人生的关键。一些不愉快的画面，你可以重新定义，发掘里面的主角和配角的种种可笑、虚伪之处。重新的诠释定义，有助于情绪的转换。

2. 制定切实可行的日常活动表

每天结束后填写回顾、分析日记，既能使你摆脱不愿活动和不想做事的处境，又能给你带来活动后的满足，逐步消除懒怠与内疚。

目标合理——有位因车祸而致残的年轻人问心理学家："你认为我还有前途吗？"心理学家回答道："如果你想当个跳高运动员的话，那是没有前途了。如果你想做个有作为的人，那就还大有前途。"就这位不幸的年轻人而言，他合理的生活目标，已经在意外中突然改变了。如果他以当运动员为生活目标的话，那他一定会非常忧虑，因为他再也不能像正常人那样运动了。所以对这样的人而言，重新建立合理的生活目标，找一个适合自己而又喜欢的工作，会增加对自身能力的信心，会因看到希望和前途而重新振作起来。

3. 学会自我称赞，自我欣赏

培养自信，坦然对待不良刺激，以保持情绪稳定，心境良好。

如果你充满信心，结果就会朝好的方向走。有位成功人士说过这样一句话："如果你知道要往哪个方向去，世界会为你让出一条路来"！

当然，矫正不合逻辑的思维方式，改变错误的自责自罪观念，不是轻而易举的事。一旦你对周围事物和自己能做出客观的分析，对现实生活就有了正确的领悟。那么，你将置身于一个充满积极向上情感的世界中，心情会豁然开朗。尽管生活中还存在着这样和那样不尽如人意之事，但不会由于一时的认知偏差，造成感情挫伤，失去对生活中美好事物、意境的追求。

4. 扩大人际交往

悲观的人周遭大部分都是悲观者，而乐观的人身边亦多为乐观者；因此要想改变命运，你必须要和乐观者学习。不要拘泥于自我这个小天地里，应该置身于集体之中，多与人沟通，多交朋友，尤其多和精力充沛、充满活力的人相处。这些洋溢着生命活力的人会使你更多地感受到事物的光明和美好。

5. 学会宣泄

要善于向知心朋友、家人诉说自己不愉快的事。当处于极其悲哀的痛苦中时，要学会哭泣。另外，多参加文体活动、写日记、写不寄出的信等，都可以帮助消除心理紧张，避免过度抑郁。

6. 好的生活习惯

尽可能地使生活有规律。规律与安定的生活是忧郁症患者最需要的，早睡早起、按时起床、按时就寝、按时学习、按时锻炼，这些有规律的活动会简化你的生活，使你有更多的精力去做别的事情，保持身心愉快。而多完成一件事，就会使人多一份成就感和价值感。

7. 阳光及运动

多接受阳光与运动对于忧郁病人比较有利。多活动身体，可使心情得到意想不到的放松。阳光中的紫外线可或多或少地改善一个人的心情。

8. 药物疗法

使用的是抗忧郁剂，如果一旦出现了抑郁症，我们应该找专门的精神科医生进行治疗，依照指示服药，不可以讳疾忌医，以免贻误病情。而且药也不要好了就停，要继续服药，直到完全好了为止。也不要和其他药物混合使用，可能会产生危险的副作用或降低药效。同时，加上心理治疗。心理治疗可以让我们学会更多处理生活问题及修正性格的有效方法。但不能忽视药物的作用。因为药物及时有效的作用，可以改善很多人在患病的急性期可能会有自杀念头和行为，这种想法一旦实现，后果不堪设想。然而不幸的是，很多忧郁症患者基于各种因素没有定期检查或放弃治疗。

9. 在饮食方面

吃糖类食品对脑部似乎有安定的作用，蛋白质则可提高警觉性。多吃含有必需脂肪酸和糖类的蛋白质也可以增加警觉性。鲑鱼和白鱼都是好的蛋白质来源。避免进食富含饱和脂肪的食物、猪肉或油炸食物。脂肪会抑制脑部合成神经冲动传导物质，并造成血球凝集，导致血液循环不良，尤其是脑部。

所以，尽量让自己的饮食可以综合糖类和蛋白质这两种营养素，让脑部活动达到平衡。比如，选用全麦面包制作火鸡肉三文治就是一种很好的综合品。如果你感到紧张而希望能够振作起精神，则可以多吃蛋白质。有忧郁倾向者，不妨尝试摄取富含蛋白质和多糖类的食物，例如：火鸡和鲑鱼，对提升精神状态会有所帮助。

抑郁和抑郁症的演变通常是由轻度演变为重度，如果在轻度忧郁的时候，可及早发现与及早调整和治疗，预后通常会比较好，且治疗时间可缩短。因此，大家都要仔细观察与主动关心周围的人和朋友。必要时，要求助于心理医生等专业人士，服用药物控制病情，以免耽误，造成不良后果。

七、你能帮助忧郁症的人

忧郁症病人非常需要来自亲人或朋友的支持和帮助，如果你身边有人患上忧郁症，伸出援手扶他们一把，这是至关重要的。

1. 协助他们得到适当地诊断与治疗

陪他看医生，注意他们是否按时服药。

2. 情绪上的支持

了解、包容、关爱及鼓励。和他说话时，仔细聆听他的心声。绝对不要忽略有关病人自杀的意念或低估自杀的可能性。若察觉病人有此倾向，应即刻向医生报告。

3. 邀请病人散步、外出、看电影及其他活动

若被拒绝，继续表现你的殷勤和温和。诚恳邀请他，但不要强迫他一下子参与太多活动。忧郁症病人需要休闲娱乐及同伴，但是太多要求会增加他的挫折感和压力感。

4. 绝对不要责备

忧郁症病人不是装病或是偷懒，不要期望他们的病情突然好起来，关怀他们是帮助复原的第一步。

5. 要使忧郁症的治疗更为完善

一个重要的步骤是我们要知道，忧郁不是一个人虚弱的表现，而是一种复杂的、有着真正诱因的医学疾病。增加对忧郁症的了解，可以帮助患者和那些有忧郁迹象的人对忧郁症有所认识。同时，去除人们对忧郁的不良印象将使忧郁症患者就医更为容易。

八、杜绝和预防忧郁症

忧郁症使人觉得疲惫、无力、人生没有意义、绝望，甚至会想要放弃生命。但是，这些负面的想法只是疾病的一部分，它会随着治疗而消失。如果想要尽快脱离或避免加入忧郁症的行列，请牢记以下要点：

1. 不要定下难以达成的目标或承担太多责任。

2. 把巨大的任务区分成好几个小项目，分优先顺序，尽力而为。

3. 不要对自己期望太高，这将会增加挫折感。

4. 设法和别人在一起，避免经常独处。

5. 参与能够使你欢愉的活动。例如：轻松的运动、打球、看电影、宗教活动或社交活动。但是，不要太劳累。

6. 不要下重大的决定。例如：转行、转业或离婚。专家建议，把重大的决定延到忧郁症的病情改善以后。

7. 不要期望忧郁症会突然变好，这种情况很少见。善待自己、不要因为自己的表现而自责。

8. 切记不要接受负面的想法，它只是病情的一部分，而且会随着治疗而消失。

9. 当你自己觉得忧郁的现象走势严重时，不必紧张，要立刻找心理医生或精神科医生。

10. 家人或朋友出现忧郁的现象且日趋严重时，要鼓励他们去看心理医生或精神科医生。

11. 如果出现轻微的忧郁，休假放松一下，通常可以得到改善。

12. 愈早治疗，效果愈好。

13. 要慎防自杀或杀人的举动。

忧郁症无孔不入，男女老少都有患上忧郁症的可能，如不及早治疗，忧郁症可能会严重影响病患者的身体健康、与家人及朋友的关系，不能正常工作，甚至有自杀的危险。所以，密切留意自己、家人和朋友的情绪，有效掌握忧郁症的资讯，不要让它轻易入侵我们的生活。

烦闷

烦闷是现代人的一种常见情绪。在这种心境下，人好像对自己所能发出的一切行为都不能认定其积极的意义所在。

一、产生烦闷的最直接因素

1. 不知道自己该去做什么。
2. 不知道自己所做的事是否值得。

一项研究表明，工作最容易令人开心。这是因为工作本身虽然常常不能直接给人以乐趣，但工作的性质却使人们要面对或参与一种具有挑战性并带有技能与技巧的活动，于是它便能给人带来无穷的乐趣。所以，要想从根本上消除烦闷的情绪就必须从自己的工作着手，在其中倾注自己的热情、责任心与智慧，使之变成一种对自己充满挑战性与刺激性的活动。

二、在烦躁的环境中如何保持心理健康

1. 不对自己过分苛求，了解自己的能力水平

要将期望确定在自己能力所及的范围以内。每个人的能力都有一定限度，既有优势又有劣势。一个心理健康的人应能对自己的能力作出客观评价，并据此行事。如果通过自身努力最终实现目标，那么在获得成功的过程中，个人的需求得以满足，个人的价值得以体现，自信心得以巩固和加强。

如果好高骛远，仅凭热情盲目追求，就会蒙受打击，产生挫折感，以至于影响自信和情绪。

2. 重新考虑工作条件

当人的才智越是超出了工作的需求，他就越会感到烦闷。

在这种情况下，人们也不是无所作为的。你还可以设法把自己的能

力与工作要求相符，或者干脆改换单位去做更适合自己的工作。总之，人需要通过从事自己所热爱的工作发现、证明、创造自己，使之充分动用自己的心智、扩展自己的潜能，才能最有效地消除烦闷的情绪。

3. 积极参加社会交往活动，培养社交兴趣

人是社会的一员，必须生活在社会群体之中。一个人要逐渐学会理解和关心别人，一旦主动爱别人的能力提高了，就会感到生活在充满爱的世界里。如果一个人有许多知心朋友，可以取得更多的社会支持，更重要的是可以感受到充足的社会安全感、信任感和激励感，从而增强生活、学习和工作的信心和力量，最大限度地减少心理应激和心理危机感。

一个离群索居、孤芳自赏，生活在社会群体之外的人，是不可能获得心理健康的。随着核心家庭的增多，来自家庭的社会支持减少，因此走出家庭，扩大社会交往显得更有实际意义。

4. 丰富业余生活

在业余生活中，要把自己的业余爱好及活动当作本职工作一样对待。现在有不少人，业余生活安排得单调枯燥，回家后就用看电视、读小报、闲聊天消磨时光，久而久之难免会感到乏味无聊。因为人们不能总是从旁观别人的生活中获得乐趣，那样的话必将丧失生活的投入感与参与感，其结果往往是别人生活得越辉煌灿烂，就越觉得自己生活得渺小空虚。所以，在业余生活中，人们同样应该具有一种积极的、创造性的和挑战性的精神，使自己的生活过得丰富多彩、妙趣横生。

5. 多找朋友倾诉，以疏泄郁闷情绪

生活和工作中难免会遇到令人不愉快和烦闷的事情，如果有好友听您诉说苦闷，那么压抑的心境就可能得到缓解或减轻，失去平衡的心理可以恢复正常，并且得到来自朋友的情感支持和理解，获得新的思考，增强战胜困难的信心。

还可向自然环境转移，郊游、爬山、游泳或在无人处高声叫喊、痛骂等。

6. 重视家庭生活，营造一个温馨和谐的家

家庭可以说是整个生活的基础，温暖和谐的家是家庭成员快乐的源泉，事业成功的保证。在此环境下成长的孩子，也利于其人格的发展。

如果夫妻不和、吵架，将会极大破坏家庭气氛，影响夫妻的感情及其心理健康，而且也会极大影响孩子的心灵。可以说不和谐的家庭经常制造心灵

的不安与污染，对孩子的教育很不利。

理想的健康家庭模式，应该是所有成员都能轻松表达意见，相互讨论和协商，共同处理问题，相互供给情感上的支持，团结一致，应付困难。每个人都应注重建立维持一个健全的家庭。社会可以说是个大家庭，一个人如果能很好地适应家庭中的人际关系，也可以很好地在社会中生存。

敏感

人们常说的神经过敏就是指敏感，其实它是一种精神疾病。

神经过敏症主要表现为多疑，对任何事物都非常敏感，对任何人都缺乏信任。看到别人谈论什么问题，就以为在算计自己，整日疑神疑鬼，无事生非，很难与别人相处。他们一方面自负，嫉妒心强，自我评价过高，固执己见，爱和别人争论；另一方面特别自卑，生怕被别人瞧不起。即使一丁点儿小事办错了也会悔恨不已，没有高兴的时候。甚至为一点儿琐细不如意的事，就消极厌世。神经过敏症的患者从某一假想目的出发，进行封闭式思考，并被虚构的事情所激怒，严重的甚至可能出现伤害行为。

不妨举个例子：

王宏，女，32岁公司职员。她最近觉得神经总是处于紧张状态，与外界交往都有些困难。有时，别人无心的一句话，她都以为在影射自己。比如别人在谈论一个人时说："她特别讨厌，老是借钱忘了还。"她就老想是不是在说自己，好像自己没借钱，但说不定万一有呢？有时，别人说话只要她听不清楚，她就认为是在说她的坏话。这使她的情绪总是很低落。因此，她表现得也很暴躁，觉得别人的话中另有含义。这时，她也就表现得很尖刻，老让别人下不了台。过后，她又觉得自己有点小题大做。有时，她还莫名的感到心悸。现在，这种敏感已影响了她的日常生活和工作，让她痛苦不堪。

神经过敏症的治疗包括：

1. 正确认识自己的性格缺陷，调整心态，克服自卑心理，宽容地对待自己和别人，凡事不要求全责备。

2. 加强与亲人、朋友的沟通，有事彼此当面交换意见，不要闷在心里。

3. 向朋友倾诉或找心理医生咨询，也是缓解心理压力的好方法。

4. 必要时，可在医生的指导下服用一些抗抑郁药物，如阿米替林、多塞平、安定、谷维素、养血安神丸等。

厌倦

厌倦情绪很多人都体会过。一旦有了这种感觉，我们的人生也就失去了意义。

一、厌倦情绪从何而来

1. 工作狂

有些人上班工作只知道拼命干。一开始在晚上加 1 ~ 2 个小时的班，不久便整星期地加班，最后连周末也成了办公时间。实际上，工作成了霸占他全部光阴的横蛮客。这类人除了工作，几乎没有任何社交活动。这样时间久了，不免对自己的工作产生反感。

2. 做的工作或目前的生活方式自己不喜欢

每天面对自己不喜欢的工作，还得拼命完成它，就算薪水不错，但时间长了，不感到厌倦才怪呢！

3. 人际关系不良

有的人每天早晨一想到上班就害怕，部分原因是因为与周围同事相处不好。这时心里就会想："这种看别人脸色的日子真让人厌倦。"

二、不再厌倦的方法

1. 重建理想

考虑清楚有关自己理想职业的每一件事——从工作形式到工作环境，然后确定自己所追求职业的标准或目的。具体方法是，可把所追求的理想职业划分成尽可能短的各阶段。

如果发现自己目前离理想比较远，你就必须寻找一条能帮助自己达到较高理想的成长之路。你可以先在较低的职位上工作，做好本职工作，学会爱自己的职业，有百利而无一弊。然后，找机会进修。最低限度，也要找出妨碍你日后发展的不利因素，加以改进。差距太大时，不能太好高骛远，要先分段实现目标。谨记，循序渐进是改变不称心工作的最好方法。

2. 寻找工作外的成功

寻找一些自己喜欢的消遣活动，培养业余爱好。把自己的爱好和业余活动当做本职工作一样认真对待，并同样引以为豪。这有利于拓宽视野，改善心情，排遣心中的不快，还可以陶冶情操，增进个人修养。

3. 改变对待他人的态度

如果每天早晨一想到上班就害怕，是因为与周围同事相处不好的话，虽然你不喜欢与他们一起工作，但最低限度也应该和他们积极相处。当你在电梯里对人微笑时，别人也会报以微笑，在办公室也是如此。以礼相待是人的本性。与不理不睬的人，一夜之间就建立亲密关系是不现实的，但若你真诚地去改善关系，你的同事迟早会感受到这一点。

4. 热情

美国文学家 R·W·爱默生曾写道："人要是没有热情是干不成大事业的。"大诗人 S·乌尔曼也说过："年年岁岁只在你的额上留下皱纹，但你在生活中如果缺少热情，你的心灵就将布满皱纹了。"

人一旦有了热情，就能把额外的工作视作机遇，就能把陌生人变成朋友，就能真诚地宽容别人，就能爱上自己的工作。人一旦有了热情，就能充分利用余暇完成自己的兴趣与爱好。人一旦有了热情，就会变得心胸宽广，就会变得轻松愉快，重新找回对生活的热爱和动力。

孤独

从某种意义来讲，孤独是一种个人体验，会随着环境的变化而变化。

多数人都体验过孤独的痛苦。有关统计资料表明，孤独感已成为现代人的通病。心理学家预计，随着社会的发展，对人与人之间关系的关注将继续增长。

一、孤独感的界定和测量

孤独和孤立的含义是不同的。孤独是个体对自己社会交往数量的多少和质量好坏的感受。对孤独感的这种界定，可以帮助我们理解为什么有些人虽然远离人群，却感到非常快乐；一些人尽管被人群所包围，而且经常与他人交往，却经历着孤独。

二、测测你的人格孤独感

根据句子准确描述自己的情况，指出"是"与"否"。如果某个题目涉及的问题暂时不适用你，就答"否"。

1. 对家人感觉亲近。
2. 有一位能与自己讨论重要问题和烦恼的恋人或配偶。
3. 觉得自己确实与生活于其中的更大团体没有多少共同点。
4. 很少接触家人。
5. 与家人相处得不好。
6. 正卷入一种恋爱或婚姻关系，并互相认可。
7. 与直系家族中的多数成员有不错的关系。
8. 认为在需要的时候，不可能向生活在周围的朋友求助。
9. 生活的团体中没有人关心自己。
10. 自己愿意多和朋友亲近。
11. 在恋人和丈夫那里自己很少得到所需的安全感。
12. 对生活中所处的团体及街坊有归属感。
13. 在我所居住的城市，没有多少朋友。
14. 有需要的时候，没有邻居会帮助自己。
15. 我从朋友那儿得到许多帮助和支持。
16. 家人很少真正听自己讲话。
17. 只有少数朋友以我希望被理解的方式来理解我。
18. 当我有麻烦时，我的爱人或配偶能感觉到并鼓励我说出来。

19. 我觉得在目前的恋爱或婚姻关系中，自己有价值并被重视。

20. 我知道团体中谁理解及分享我的观点和信念。

计分：当您的答案和下面的（各测量表的题号及答案）相一致时就加一分。

友谊测量表：8. 是、10. 否、13. 是、15. 否、17. 是。

家庭关系测量表：1. 否、4. 是、5. 是、7. 否、16. 是。

恋爱婚姻关系测量表：2. 否、6. 否、11. 是、18. 否、19. 否。

更大群体关系测量表：3. 是、9. 是、12. 否、14. 是、20. 否。

总量表的平均分数通常为 5～6 分，分数越高，表明孤独感越高。分别计算四个测量表的得分，你会发现生活中哪个方面你最有孤独感。

三、孤独的分类

1. 健康的孤独——寂寞

毫无疑问，有的人天生就需要独处的时间比别人长一些。而且在跟上匆匆的时代脚步的同时，我们会发现逐渐在各种各样的热潮中迷失了自己。下海热，出国热，买房热……我们拼命地赚钱，消费，再赚钱……弄得身心疲惫。什么才是我们所追求的？这时候，我们更要时常保持一份置身事外的旁观者的冷静，才可以知道真正的方向。

其实放眼整个人生，孤独本身无所谓好坏，它只是一个无法回避的人生问题和哲学命题。安东尼·斯托尔说："仓促的世界使我们逐渐感到厌倦，相对地孤独是多么从容、多么温和。"在他看来，孤独不是坏事，因为这样可以使他个人的精神世界不被世俗侵犯，他可以用他愿意的节奏和方式去生活。

孤独并不可怕，可怕的是对什么都没有兴趣。能够热衷于一件事物，而不愿意把时间浪费在其他任何一件事情上的人，他不但不怕孤独，有时反而喜欢孤独。

请听有人是如何形容寂寞的：

寂寞于我来说，是阳春白雪；是曲高和寡；是独自品尝的自我；是不能和人说的自我斟酌。

寂寞属于蓝色，但不都是忧郁和孤独。

寂寞的时候，应该像蓝色般宁静，也许这就是所谓的寂寞深处。

寂寞的时候，是思考的时候。因此寂寞也就有了它的深刻的内涵。这时候的你，像披着一层轻纱，是世界上最美丽的公主或王子，就连上帝都为之妒忌。因为他只知道怎样创造人的躯体和只用神的语气代替人的思想。

你，因寂寞而美丽。

孤独又是什么呢？

孤独是对话，是与自己的对话。而当这种对话进行时，你会完全忘了自己，似乎这种对话是驾驭于两股凭空的思绪之上。

孤独是思考。望着自己裸露的身躯，我时常想了解这皮囊下的秘密，幻想茫茫宇宙中的未知，和那些不可捉摸的绝对精神。

孤独是宁静。远离世俗，独自静默在夕阳余晖之下，望着依然遥远陌生的天空与偶尔闪动的生命——生活不过如此。

当然，能够在一个人的时候，不觉得孤单；在冷清的时候，不觉得寂寞；在空闲的时候，不会无所事事，所靠的是内心的丰富与充实。所以在孤独的时候看看书，听听音乐，做点儿充实自己的事，你不仅不再会感到孤单，反而会有一种从容的感觉，不用每天忙于被人请和请别人的应酬中。一个人没有朋友固然寂寞，但如果忙得没有机会面对自己，可能更加孤单。

2. 不适引起的孤独感

小周是一名大二的学生，她对自己的人际交往总觉得没什么信心。平时在宿舍的时候，总觉得别人在针对自己，走在路上也觉得对别人怀有敌意。她从小在家里就是一个人，从小孤独惯了，当然也独立惯了。她认为，这个习惯在高中也给她带来了很多方面的影响，但总的来说是利大于弊，排除了别人的干扰，使得她学习心无旁骛，成绩也十分优秀。但到了大学后，她觉得自己开始不适应了。在各个方面学校都要求一种团队精神，而不只是学习成绩。她自己觉得很难与他人沟通，总是感觉与他人格格不入，总对他人怀有敌意，对自己的事情总是有太多的不平衡感。她的精神压力很大，感觉很痛苦，身边的人也感觉很不舒服。

有孤独感的人倾向于在社交时对他人和自己给予严厉的苛刻的评价，许多有孤独感的人缺乏一些基本的社交技能，从而使他们无法与他人建立持久的关系。

1. 对他人和自我的消极评价

孤独的人可能更内向和焦虑，并且更容易抑郁。孤独的人在朋友身上花费更少的时间，不经常约会，也很少参加集会，没有什么亲密的朋友。在人际交往时，他们对自己和对方的评价极端消极。

2. 基本社交技能的缺乏

有的人乐意与别人交往，但一旦进行比较重要的而且时间较长的交谈就会出现困难，缺乏基本的社交技能。更没有机会去训练社交技能，所以，难以有持久的朋友。他们对自己的伙伴不太感兴趣，常常不能对于对方所说的加以评论，也较少向对方提供有关自己的信息。相反，这些孤独者更多的是谈论自己并且常介绍与对方的兴趣无关的话题，倾向于扮演一个"被动消极的社交角色"。也就是说，他们在交谈中不愿付出太多努力。所以，我们常常感到与孤独者交往很乏味。他们自己也不知道这种交往方式是怎样赶跑了潜在的朋友。当别人期望他们多暴露时，他们却暴露得很少；而当别人不期望他们过多暴露时，他们却暴露得太多。结果，在别人眼中他们是冷淡或不可思议的，别人也据此做出相应的反应。

孤独者因为采用消极的交往方式，并缺乏必要的社交技能，而难与他人建立亲密的友谊。与这些人交往，常常让人感到不愉快。于是，他们很难建立有助他们发展社交技能的人际关系，因而难以摆脱孤独。心理学家认为，通过基本社交技能的训练，可以使孤独者走出孤独的恶性循环，并已广泛应用于心理咨询与治疗的实践中。这些方案提供一定的希望，即孤独不必陷入抑郁的恶性循环之中而不能自拔。

四、超越孤独

虽然孤独是每个人都常有的心理体验，但并不是每个人都能成功地战胜自己的孤独感。有人用喝酒排遣孤独，有人把时间排得满满的，让孤独的感觉无处插足。但用这样的方式驱走的是寂寞而不是孤独。孤独是一种思想上、情感上无以沟通、无倚无傍、无人理解与认同的感觉。这种感觉会让人心情抑郁，情绪低沉。同时，对孤独的体验和玩味也会使我们富有个性、善于思索，走向心理成熟。这就需要我们战胜孤独，超越孤独。

1. 对孤独认同和接纳

孤独是每个人心理成长过程中不时光顾的朋友。从未感受到孤独的人是不健全的。人感受孤独时，一般心情都是低落的。此时，如能静下心来，细细梳理自己的情感，审视自己的内心世界，在走出孤独的同时，也会伴随着人生的思索和升华。

2. 调整心态

在成长的时代，少年的心灵尤为敏感、细腻、丰富。他们渴望被承认、被鼓励、被重视，孤独感往往意味着这些要求没有被满足。这种缺憾终究带来对年轻心灵的伤害。青年人必须尽快克服孤独，尽量减少孤独感所带来的伤害。做到这一点，不能一味地等待他人的帮助，而应该调整心态、树立新的思想。

自信、自立、自强是战胜孤独的三件法宝。因为自信，你就不一定非从他人那里寻求对自己的肯定；因为自立，你将渐渐具备独立决断的能力，这将使你从柔弱变得坚强；因为自强，你将把更多的精力用在刻苦学习、努力拼搏上，而不是总在考虑孤独这个问题。既然这个问题根本就不容易想清楚，为什么不把它先搁置一边？它并不是一个大是大非的问题啊！

一旦你走向自信、自立、自强，你的心灵将从浮躁多变转为冷静和积极，你将更善于控制情绪和思想。你会发现，父母将欣喜于你的成长，对你的"操心"将渐渐变为"放心"；周围的同学会以佩服的眼光看待你，在许多方面征求你的意见，愿意做你的朋友。这样，孤独感还会存在吗？

3. 改变认知方式

许多人的孤独感是与自卑感联系在一起的。因为害怕不被人理解，害怕与别人不一样，害怕难以融入周围的世界，所以感到孤独。这是自卑心理造成的孤独状态。克服自卑心理，是走出此类孤独的关键。自卑心理大多源于歪曲和片面的自我认识。其实，大可不必为自己与别人不同而难过，我们每个人都是这世界上的惟一。当我们怀着一种自信和平等之心与人相处时，就会在交往中少一些疲惫和牵强，多一些轻松和愉快。

4. 要战胜孤独，就要学会为别人着想

为别人多做一些事情。全心照顾孩子的母亲不会感受到孤独，热恋中的情人即使天各一方也不会孤独，因为他们的心思都不在自身。只要花一些时间和精力关注、关心别人，就会在互动的良性人际关系中体验到一种自我价值感而不是孤独。温暖别人的火，也会温暖自己。

最后，要从根本上超越孤独，还要确立正确的人生目标。一个有所追求，有所爱的人，是不会惧怕孤独的。有了明确的人生目标，就会多一些宽容与豁达，就会慢慢培养出淡化得失的心情，就会战胜孤独、超越孤独。

神经衰弱

为什么在同样的生活、工作环境下，有的人会患神经衰弱，而多数人却不会？

一、神经衰弱的起因

高峰，男，19岁，由于高三学习紧张，很疲劳，最近一段时间出现了头昏的情况，并且有时想呕吐。在学习上，他也不能继续了，头脑昏昏沉沉，晚上也睡不着。因为这一年是复读，他的心理压力很大。他自己说，心情好的时候很少，所以越来越忧郁。

苗天，29岁，男，未婚，由于最近工作紧张，头部容易出汗，汗量很大，容易疲劳，情绪不太稳定，有脱发现象。

以上这些都是典型的神经衰弱的表现。神经衰弱是由美国专家格·姆·比尔德首先提出来的。他认为神经衰弱是与神经系统器质性疾患不同的一种功能性疾病，患者大都具有神经质素质。目前，认为神经衰弱是指由于某些长期存在的精神因素引起脑功能活动过度紧张，从而产生了精神活动能力的减弱。其主要临床特点是易于兴奋又易于疲劳，常伴有各种躯体不适感和睡眠障碍，不少患者病前具有某种易感素质或不良个性。

引起神经衰弱的病理机制很复杂，尽管国内外精神病学家对此做了大量的研究工作，但关于引起神经衰弱的病因目前仍不十分明朗。经过众多精神病学家的调查研究，一般认为神经衰弱与下列四个因素密切相关。

1. 诱发因素

主要是指导致神经衰弱的各种社会心理因素。尽管精神医学的学派很多，但对精神应激与神经衰弱关系的看法，却有共识。普遍认为，各种引起神经系统功能过度紧张的社会心理因素，都会成为本病的促发因素。凡是能引起持续的紧张心情和长期的内心矛盾的一些因素，使神经活动过程强烈而持久地处于紧张状态，超过神经系统张力的耐受限度，即可发生神经衰弱。如过度疲劳而又得不到休息是兴奋过程过度紧张；对现实状况不满意是抑制过程过度紧张；经常改变生活环境而又不适应，是灵活性的过度紧张。

随着我国改革开放的深入，在经济高速发展的同时，社会工业化、人口城市化、居住稠密、交通拥挤、竞争激烈、失业、下岗、个人收入的悬殊，社会存在的某些不良现象等都会使人们的精神紧张。发生在我们周围的生活事件，若发生过多，变迁甚大，也会让人牵肠挂肚。如股民对股票的涨跌，若过于投入，也会造成严重的心理负担，最终引起神经衰弱。

长期的精神或心理创伤，或遭遇某些意外不幸事故，或受到不正确的指责、诽谤，突然遇到某种难以解决的问题，以及面临着某些未曾预期的紧急情况等强大的刺激，无疑都会引起情绪上的苦闷、忧虑和不能承担的精神负担。这些思想上的长期紧张和矛盾，都可促使高级神经活动的过度紧张导致神经衰弱。如家庭纠纷、婚姻不幸、失恋、邻里关系紧张等，也会使人由于精神过于紧张、心理负荷过重而出现神经衰弱。大量的调查研究表明，神经衰弱的患者发病前一年经历的生活事件的频度明显高于对照组。

临床上常常不是在严重的精神创伤遭遇后立即发病，而是在经过一段时间后，环境条件已好转，创伤早已成为过去的情况下才发病。这是由于在严重精神创伤的情况下，神经系统动员了一切内部力量来应付这个刺激，控制住这种反应，当"危险的""可怕的"情况过去之后，神经反应反而脱离大脑皮层的正常控制而出现神经衰弱。

现代研究表明，精神刺激可造成内分泌和自主神经功能紊乱，如惊恐的刺激可促进肾上腺素的释放，从而出现心率加快，面红汗出，血压升高等。这些内环境的变化有可能造成大脑功能紊乱，所以脑电活动也有异常。

2. 易感素体因素

任何人在其一生中都可能因为工作繁忙、思想紧张、感冒发热或者其他的原因出现几次头痛、头昏、失眠、多梦、疲倦、无力等症状，但大多数人不担心。另有些人对自己的健康过分注意，遇到上述不适症状就自我暗示患了神经衰弱。又如遗精，本来是青年男性经常发生的事，是一种正常的生理现象，但是有些人错误地认为遗精就会"肾亏"，造成身体虚弱。有的青年偶有手淫、遗精，精神上很紧张，结婚后因过分紧张，又可能有阳痿、早泄，这样更认为自己是患了"性神经衰弱"。诸如此类的情况，都是自我暗示的结果。

神经衰弱与人的性格有很大关系，一般认为，临床上所见到的多数神经衰弱者的个性都具有下面某些特点：或偏于胆怯、自卑、敏感、多疑、依赖性强、缺乏自信心，或偏于主观、任性、急躁、好强、自制力差。一个具有明显易感素质的人，尽管是来自外界一般的别人也可遇到的精神因素刺激，也可诱发神经衰弱。他们往往是什么特殊的兴趣爱好也没有，几乎没有很高兴的时候。信仰养生之道，爱吃补品，对改变生活习惯很敏感，过分注意自身的感觉，喜欢看医书，容易受医书影响而感到不适。巴甫洛夫认为，人的高级神经活动类型属于弱型和中间型的人，易患神经衰弱。这类个体往往表现为孤僻、胆怯、敏感、多疑、急躁或遇事容易紧张等。

3. 维持因素

指患者所处的社会文化背景及个体病后附加的反馈信息，使疾病形成恶性循环、迁延不愈。

第二次世界大战期间，曾在纳粹集中营被长期拘役的幸存者们，几乎百分之百地患有焦虑、抑郁、紧张、失眠等神经性症状。如一个人搬迁到一个语言不通、习惯不一样的地方，也可使他产生不良的心理反应，有些还会产生神经衰弱。工业化和都市化的发展，也使神经衰弱的患病增加。总的来说，神经衰弱的病因和发病机理仍未完全清楚。但多数精神病学家认为，神经衰弱由于心理社会应激超过了病人所能承受的能力，神经功能过于紧张引起的，这就涉及社会、家庭环境心理、性格等诸多内容。

4. 感染、外伤、疲劳等因素

感染、中毒、脑外伤或其他躯体疾病之后，过度疲劳或营养不良、分娩、大量失血等，均削弱神经系统的功能，为某些神经衰弱的发生和发展提供了有利条件。学生中，由于学习压力大，起居不正常，也可能出现神经衰弱症状。脑力活动时间过长，学习负担过重，尤其是学习成绩不好，重大考试受挫时，常常会造成神经负担过重，成为学生神经衰弱的重要原因。

从以上可以看出，精神创伤、易感素质是神经衰弱发病的决定因素；有时暗示和自我暗示，也起一定的作用。至于躯体疾病，则为一种发病的附加因素或诱因。

二、神经衰弱的症状

神经衰弱的症状繁多，几乎涉及人身的所有器官和系统。主要有以下临床表现：

1. 精神疲劳

这类患者感到精神不足和容易疲倦。早晨起床后即感到精神不佳而勉强工作，晚上反觉精神好一点儿，脑子也相对清醒些，平时稍做点儿脑力或体力劳动就觉疲劳不堪。自觉注意力不集中，记忆减退。特别对人名、地名、数字更难记住，但对自己的疾病发展经过、对给自己诊过病的医生则记得清清楚楚。

2. 神经过敏

外界一点儿小刺激就引起患者的烦躁和不安，他们怕吵、怕光、怕气味等。情绪不稳，易发脾气，遇到小事就兴奋激动起来，但很快就疲劳乏力。

3. 头部不适

是神经衰弱患者最常见的症状之一，80%以上的病人有头部不适症状。自觉头脑不清爽，头重脚轻，昏涨，头有压迫紧缩感等，头痛多在工作、脑力劳动、开会、阅读以及不愉快、遇到一点儿困难、紧张、心烦焦急时加剧，但尚能坚持必要的工作，也不会痛到不能忍受的程度。

4. 睡眠障碍

失眠较多见，致使患者为此而痛苦和焦虑。他们躺到床上就恐惧紧张，怕睡不好，结果是越想越睡不着。每当夜深人静时，患者躺在床上胡思乱想，焦虑不安，如此反复，形成了恶性循环。入睡困难仅仅是失眠的一种表现形式，常见的还有多梦，易惊醒，早醒和夜间不眠。部分患者自述整夜未眠，但与其同室的人却听他一夜鼾声如雷，这可能是由于患者睡眠时多梦，自觉睡得不沉而产生精神性失眠。

5. 自疑有病

神经衰弱的症状表现在各个系统，有的心慌、心跳，即认为是患了心脏病；有的人脸色发红、发热，即认为是患了肺结核；胃部不适、不愿吃饭，即认为是患了胃病或胃癌。表现在泌尿系统、生殖系统方面的症状有小便次数增多，男的遗精、早泄，女性患者常有月经不调等。

三、具备哪些条件才能诊断为神经衰弱

神经衰弱的诊断标准有许多种类，世界卫生组织（WHO）有（ICD）诊断标准。西欧大多采用美国的诊断标准，即DSM－Ⅰ、DSM－2、DSM－3。我国1983年贵阳会议也确定了自己的诊断标准，另外各个地区亦各自有诊断标准。为了广大医务人员和患者了解该病的诊断，现将我国新近的诊断标准介绍如下：

1、至少具备下列四组症状中的三项，方可诊断为神经衰弱

（1）衰弱症状

精神疲乏、脑力迟钝、注意力难集中、记忆困难、工作学习不能持久。

（2）兴奋症状

工作学习、用脑均可引起兴奋，回忆及联想增多，自己控制不住，可对声光敏感，并且语言增多。

（3）情绪症状

紧张、易激动、烦恼。

（4）心理症状

紧张性疼痛（头痛、腰背或肢体痛），睡眠障碍（入睡困难、多梦、易醒、醒后乏力），自主神经功能障碍（心悸、多汗）。

2、病程迁延至少3个月以上，病情常有波动

休息后减轻，工作学习紧张则加重。

3、伴有焦虑情绪

但往往是短暂的、轻微的，在整个病程中不占主导地位。

另外，在诊断时还应注意与其他疾病的鉴别，应排除疲劳综合征、

应激综合征、躯体疼痛、药物中毒、抑郁症、精神分裂症、心理障碍等类似疾病。

四、神经衰弱自救措施

长期以来，如果某人主诉有失眠、多梦、记忆力不好、注意力易分散及焦虑、抑郁等症状，无论内科还是精神科医师都会确诊为"神经衰弱"，并建议患者服用相关的药物进行治疗，结果疗效往往会令医患双方都感到沮丧。近年来，越来越多的医生倾向于从心理病理的角度探讨"神经衰弱"的病因问题，并且惊奇地发现，这是一条医治此种病症的有效途径。

原来，此病与患者长期存在的未能解决的内心冲突有关。也就是说，有些人表现出来的身体不舒服、神经功能紊乱是内心冲突的结果。长期压抑、心情不愉快是导致躯体症状的直接原因，而在其背后则存在着迄今未知的内心冲突。只要解决了内心冲突，消除了焦虑、抑郁等不愉快的心情，那么躯体症状就可以消失。因此，它是完全可以治好的，但与其他疾病的治疗有所不同，并不是靠药物而是靠患者自己的勇气和毅力。值得注意的是，越是依赖医生和药物，此病就越是顽固，甚至会产生其他副作用，因为隐藏在内心深处的矛盾冲突没有解决。

一般说来，此种病症的患者多为青壮年，脑力劳动者居多。因此，只要有与疾病作斗争的愿望和决心，从解决认识问题入手，并在行为上进行自我调节，完全可以依靠自己的力量恢复健康。

1. 消除引起神经衰弱的情绪紧张，减轻心理压力

首先，应认清这种"病"是可以治愈的，绝不是什么绝症，也不会变成精神病。尽管自觉脑力不济，实际上照样能应付日常生活及一般工作和学习，不会造成精神残疾。

其次，应将理想与现实、希望与可能分清。比如，希望自己能总有精力，永无疲劳，能考上名牌大学，但实际上自己的学习已经超负荷了，应该休息了。不要为脑力下降而焦虑，必要时也需降低自己的奋斗目标，要量力而行，要把目标确定在自己能充分发挥潜能，而又不导致精神崩溃的限度。将目标降低，轻装前进，能收到出人意料的好结果。人世间的事情是受很多因素制约的，其中大部分并非人力所能克服，很多事情

并不能心想事成，"人只能做自己想做的，不能要自己想要的。"只要自己尽力去做了，就应感到心安理得。如果能这样想，压力感不就小多了吗？再说目标也不只有一个，"条条大路通罗马"。只要能过得充实，生活得有意义，就应感到满足。当然，一个人要想达到这样的境界是不容易的，需要在实际生活中慢慢体会、领悟。

2. 认识自身的内部冲突

尽管此种病症患者的内心冲突是处于潜意识状态的，但只要从下述三个方面对照自己，便不难搜索出自身内部冲突的根源。

（1）自卑

当一个人自认为低人一等，不相信自己的能力和价值时，他就已经在与环境交往中把自己摆到了一个容易诱发冲突的不利地位。因为自卑者同样具有正常人的一切正常愿望，但往往临阵退却、坐失良机而陷入深深的自责、责人的冲突之中。一般来说，一个人所持的消极自我评价越多，他所遇到的麻烦就越多，与环境的关系就会变得越紧张。经反馈，就更容易构成恶性循环。

（2）自我设障

患者往往会凭借想象为自己制定许多不必要的心理规则。其思维方式陷入"非此即彼"的状态，认为自己必须服从某些条条框框，否则就会产生紧张、焦虑、自责等负性情绪。他们否定了生活的多变性、丰富性以及人们之间的差异性等基本事实，实为作茧自缚。

（3）矛盾性需求

经过自省，患者不难发现自己是"鱼与熊掌兼而得之"的主张者，这也是违反基本的生活法则的。问题的关键在于，相互矛盾性需要的存在并不会带来消极的作用，强行压制一方满足另一方，则会导致心理失去平衡而发生冲突。

（4）从疾病中获益

正确认识神经衰弱的本质。已患神经衰弱的人，首先应认识到症状是一种信号，它告诉你："大脑太累了，压力太大了，需要休息调整了。"这时，想一下子消除症状肯定是无济于事的。应该先冷静地分析一下，这种情绪紧张和心理压力来自何方。从表面上看，神经衰弱确实影响了学习和工作，可实质上它及时地停止了你超负荷运转，使你暂时摆脱了沉重的心理负担，获得一个休整、喘息的机会。同时，也使你获得了一次直接面对痛苦，甚至设法超越痛苦的机会。有许多人就是从神经症的痛苦和束缚中彻底解脱出来，成了一个全新的、富于创造性的、能够释放全部潜能的人。

3. 增加自己的心理自由度

在认识到自己内部冲突的来源之后，就可以有针对性地进行自我消解工作。患者会发现，自卑、自我设障的矛盾性需求都是自己造成的。其实，一个人尽管受环境的制约，但他在心理上是完全自由的。"人的命运掌握在自己手中，现实中永远有着机会和挑战"，认识到这一点是非常重要的，这意味着患者正是自己剥夺了自己的自由，要想战胜因此而带来的疾病，必须自己给自己增加自由，至少在认识上要做到：

（1）允许自己有缺点

造成自卑的原因固然很多，但不允许自己有缺点的完美主义观点是根本的一条。事实上，世界上是不存在完人的。"人生最大的缺陷是人生有缺陷。"只有当一个人学会坦然地说"我错了""这一点我不如你"的时候，他才可以放松自我，自由自在地表现自我、享受生活。

（2）不怕使别人失望

害怕让别人失望而压抑自我的做法常常是造成心理问题的原因。事实上，一个人无论如何也满足不了所有人的愿望，更何况许多自认为"必须""应该"的事情也往往出自个人主观的判断。只要自己尽了力，所作所为合乎社会规范（法律、道德等），那么就不必介意别人失望与否。

（3）允许矛盾感情同时存在

矛盾性的需求引起矛盾性的感情。正像任何事物都具有两面性一样，人的感情永远具有两极性，永远不会统一。爱与恨、苦与乐、勇敢与懦弱、信任与怀疑总是结伴而行。一个人在心理上同时具有矛盾性的需求并不证明其人格的卑劣，承认这是人之常情就不至于徒增紧张，然后进行理智的抉择，客观的矛盾便会迎刃而解。

4. 打破神经衰弱的恶性循环

恶性循环形成的关键是患者想用人为的努力直接消除神经衰弱的症状，如注意力不集中、失眠、烦恼等。但人为的努力不但无效，反而越发固定了注意力，越想努力消除，症状越重。相信患者对此一定体会很深。要想打破恶性循环，需做到：

把注意力集中于这些症状；去有意识地直接消除症状。实现上述两点的惟一办法就是行动，带着症状去做事，可以从最简单的事情做起，因为神经衰弱不是精神或体力的残疾，所以总有能做的事，如打扫室内卫生、买菜购物、看自己喜欢的电影和书籍、欣赏音乐、给朋友写信等。如果你下决心找事做，就不愁没事做。惟一的要求就是不想病、不谈病，带着痛苦找事情做，像正常人一样生活。所做的事情尽量不要太单一，尽量做一些比较消耗体力的、不太费脑筋的、自己喜欢的、收效很快的事情，逐渐增加做事的种类和加大脑力消耗。长此坚持下去，神经衰弱的苦恼会在不知不觉中消逝。这样做的道理似乎难以理解，但只要亲自实践，定会有所领悟。如果真的有决心从神经衰弱的痛苦中解脱出来，就从现在开始做。

5. 放松训练

在解决认知的基础上，有意识地改变身体的活动状况，做一些自我调节机体运行的体操，会达到标本兼治的功效。

（1）深度呼吸练习

患者常感到疲乏、头痛、头晕，实际上是由于紧张而导致。有意识地进行深度呼吸练习，可有效地解除上述症状，令人神清气爽、精神焕发。练习的方法很多，最简单的操作程序是尽可能深吸一口气，气沉腹底，然后屏气，感到有点儿憋闷时再缓缓呼出，呼气要尽可能彻底些。如此循环 20 次左右，一般就可起到平缓紧张情绪的作用。

（2）进行肌肉放松训练

情绪状态与肌肉活动之间，通过神经系统的作用存在着互为因果的关系，情绪紧张的同时伴随着肌肉的绷紧，而绷紧的肌肉会通过神经作用导致情绪的紧张。如能主动地放松肌肉，便会使紧张情绪得到缓解。此训练要求患者在安静状态下，想象一幅记忆清晰的令人松弛和愉快的自然风景，同时自我暗示，依次放松全身每一块肌肉。训练要领是先收紧某一部位的肌肉（如紧握拳头），并体会紧张的感觉。持续 10 秒钟左右，然后放松，并体会放松时的感觉。如果做了一遍，还达不到平静情绪的效果，可再做一遍。经过一段时间的练习，便能够在很短的时间内进入全身放松状态，达到自我调节的目的。

6. 妥善安排好工作、学习和生活

注意劳逸结合，脑力劳动和体力劳动相结合，坚持锻炼身体，适当参加文娱活动，既注意消极的休息（睡眠，安静的休息等），更应注意积极的休息（文体活动等），以巩固疗效和防止再复发。

7. 改善睡眠

要想改善睡眠，首先要养成良好的睡眠习惯，注意生活有规律。晚饭不宜过饱，临睡前不要进食，不饮用具有兴奋作用的饮料，不要进行大运动量的体育锻炼，不听节奏感太强的音乐等，不睡觉时尽量不进入卧室，没有睡意绝不上床。有些病人害怕失眠而提早就寝或由于失眠而导致晚起均是不可取的。要认识到睡眠是一个自然过程，是生理现象，是由生物钟决定的本能现象。人为的努力不但无法奏效，而且越是为入睡焦虑，大脑皮层越兴奋，越难以入睡。患者为入睡而做出的种种努力，往往收到完全相反的效果。每当你下决心不睡，希望能熬个通宵时，却偏又睡意绵绵。所以，人应该顺从自然，不要强迫自己赶快入睡。应采取能睡多久，便睡多久，躺着就是休息的态度。人体会自动调整所需的睡眠时间，假如不去考虑是否睡得着的问题，自然就会较快入睡。

8. 中医中药和养生疗法

可应用一般的针疗、耳针、梅花针和中草药治疗，如养血安神丸、酸枣仁汤等。恒温水浴对促进睡眠疗效很好，轻微的体力劳动或体育疗法、气功和太极拳均有效。

癔症

癔症，特别是流行性癔症的发生，与一定的文化背景、社会习俗有关，也与一定的人格特征有关。

病例：小李姑娘暑假里与同学到海边游玩，回来的路上目睹了一起汽车轧死行人的交通事故。回家后一直感到害怕，当时的情景历历在目。一星期后，她突然间看不见东西。经医生仔细检查，她的视觉器官正常，无任何器质性损伤或病变。最终确诊为癔症性失明，后来经医生运用催眠暗示法治疗，少女终于"重见光明"。

癔症又称歇斯底里症，是神经官能症的一种类型。它是因心理——社会刺激引起。其典型的症状是患者自己认为失去身体某部分的功能，而且也确实表现出身体某一部分功能的丧失。如有的人认为自己失明、失听、失语、肢瘫，确实就表现出失明、失听、失语、肢瘫的症状。但各种检查又表明根本没有相应器官的损伤或病变，其症状轻重、持续时间长短与暗示相关联。

一、癔症的病症表现

1. 感觉障碍

（1）感觉缺失

患者对强烈的刺激只能轻微感觉，甚至完全没有感知，其特征是不按解剖部位分布，不能用神经病理学的知识加以解释。

（2）感觉过敏

患者对局部的触摸特别敏感，非常轻微的触摸即感到疼痛异常。

（3）感觉异常

患者感到咽喉部有异物或梗阻，好似球形物体上下移动，但咽喉部检查却无异常发现。

（4）视觉障碍

常见者为突然失明，也有弱视、视野向心性缩小。但眼底检查正常，双瞳孔对光反射良好，患者什么也看不见，但行走时可避开障碍物。

（5）听觉障碍

在强烈的精神因素影响下，突然双耳失去听力，但来自背后的声音可引起瞬间反应，睡眠中可被叫醒，客观检查无阳性发现。

（6）心因性疼痛

在受到精神刺激后，出现剧烈头痛、背痛或躯体其他部位的疼痛，但客观检查未发现相应的器质性病变。

2. 运动障碍

（1）抽搐发作

常因心理因素引起。发作时常突然倒地，全身僵直，呈角弓反张，有时呈不规则抽动、呼吸急促，呼之不应，有时病人自己扯头发、撕衣服等，表情痛苦。一次发作可达数十分钟或数小时，随着周围人的暗示而变化，发作可一日多次。

（2）瘫痪

以单瘫或截瘫多见，有时可四肢瘫。起病较急，瘫痪程度可轻可重。轻者可活动但无力，重者完全不能活动。客观检查不符合神经损害特点，瘫痪肢体一般无肌肉萎缩，反射正常，无病理反射。少数治疗不当，瘫痪时间过久可见失用性萎缩。

（3）失音

患者保持不语，常用手势或书写表达自己的意见。客观检查，大脑、唇、舌、腭或声带均无器质性损害。

3. 躯体化障碍

以胃肠道症状为主，也可表现为泌尿系统或心血管系统症状。患者可出现腹部不适、反胃、腹胀、厌食、呕吐等症状，也可表现为尿频、尿急等症状或表现为心动过速、气急等症状。

4. 精神障碍

患者在受到精神刺激后，突然出现以尽情发泄为特征的临床症状。号啕痛哭，又吵又闹，以极其夸张的姿态向人诉说所受的委屈和不快，甚至捶胸顿足，以头撞墙或在地上打滚，但意识障碍不明显。发作持续时间的长短与周围环境有关。

癔症多发病于 16～30 岁之间，女多于男。

二、癔症的病因

一般来说有以下几种：

1. 诱因

惊恐、被侮辱、委屈、不如意以及亲人的远离等较强烈的精神创伤，往往是癔症第一次发病的诱因。至于以后的发病，不一定都有很强烈的精神因素。也可能由于与精神创伤有联系的事件，或在与第一次起病相类似的情景下产生联想而突然发病。

2. 躯体不适

有些患者可因躯体因素，如疼痛、发热、不适、劳累等，引起精神紧张和恐惧或精神不愉快而发病。

3. 暗示有致病作用

具有特殊意义的谈话、表情和传说以及看见其他患者发病均可成为病因，即通过自身体验和联想、产生疑虑，深信自己会发病而发病，这是自我暗示的作用。患者易受暗示，是癔症性格所致。

4. 病人性格特征

精神因素和暗示的作用，是癔症发病的主要原因。但是，当人们受到精神因素的影响以及暗示作用以后，为什么有的人保持健康，有的人就患了癔症呢？这与他们的性格不同有关。癔症患者的病前个性，属于有强烈情感、缺少坚定理智、意志不稳定、幻想多、争强好胜、虚荣、情感不稳定、易冲动。

这类性格的人有以下几个特点。

（1）情感代替理智

癔症性格的人有高度的情感性，情绪反应强烈而不稳定，容易从一种情感转移为另一种情感。他们待人处事往往感情用事，整个精神活动均易受情感的影响而趋向极端。如对某人有好感时，觉得他十全十美，是世界上少有的好人。当遇到一点儿小事，就立刻认为这个人一无是处，是最大的恶棍。这就是癔症患者的"情感逻辑"。其判断推理完全从当时的情感出发，情感有了变化，其判断推理也随之改变。

（2）暗示性强

他们的情感和行为极易受别人的言语和行为的暗示影响，尤其是当他对某人印象良好时，则该人的意见都会不加分析地盲目接受下来。

（3）以自我为中心和好幻想

他们好夸耀自己，显示自己，乐于成为大家注意的中心，喜欢得到别人的赞扬。他们富于生动的幻想，特别是当情感反应强烈时，想象和现实常混淆一起，以至于有时连他们自己也弄不清楚到底是想象还是事实，因而造成他在说谎的印象。

三、如何对癔症进行有效调节

1. 通过心理咨询法加以调节

治疗过程中，首先应取得患者对医生的信任，建立良好的医患关系，耐心聆听患者的陈述和发泄。治疗者通过指导、解释和保护，使病人对所患疾病有一个正确认识，消除对疾病的误解和不必要的紧张、恐惧，树立战胜疾病的勇气和信心，积极配合治疗。

患者首先要端正对疾病的认识，使自己了解癔症是高级神经系统机能失调的表现，发作时的状态都不过是大脑机能暂时的障碍，完全能够治好而且不会留下残疾。同时，要正确认识自己人格特征中的弱点。在医生的指导下，增强性格锻炼，努力改变自己个性上的弱点，提高应激能力。

2. 通过自我暗示法，加以调节

患者要选择一个安静的环境，进行自我暗示。在自我暗示的同时，最好能用双手按摩腿部或症状所在的部位，注意力要高度集中，每天一次或数日一次，直至痊愈，最好一次成功。

3. 通过药物疗法，加以调节

患者在情感突然爆发、癔症发作时可以求助于医生进行药物治疗。

除了心理治疗外，安排好生活，保证充分的睡眠、休息，建立良好的人际关系和安静的生活环境，避免过分强烈的刺激，对癔症的治疗同样重要。

四、帮助身边的癔症病人时的注意事项

1. 减少陪同人员

癔症的精神症状，常在精神刺激后发病，呈现不同程度的意识障碍和情感失调，患者的情感色彩浓厚、夸张、做作和易受暗示。意识障碍以朦胧状态多见，意识活动局限于与情感体验相关的内容上，给人一种向外表露或"尽情发泄"的印象。有的自觉十分委屈；有的惊恐惶惑；有的情感爆发。有的昏睡；有的过度换气；有的抽搐发作；有的用生动的表情。夸张的动作以博取旁观者的注意和同情，越是在人多的场合，发作越厉害。因此，发作时应将患者置于安静环境中，并应尽量减少陪同人员，以稳定患者的情绪，促使症状逐渐缓解。

2. 救治

癔症具有发作性、夸张性和易暗示性的特点，其症状带有明显的情感色彩，甚至给人矫揉造作的印象，可以在暗示或自我暗示下发病，也可在暗示下好转。如已明确为癔症发作，在场人不要惊慌失措，更不要指责患者装病。正确做法是，平息紧张气氛，即不否定又不夸大渲染患者的症状，使患者情绪平静下来，使其相信给予一定刺激后即可好转，随机可刺激或针刺患者合谷、人中、内关等穴位，待其平静后即可缓解。

对于出现"老牛大憋气"者，切忌捂住口鼻、屈曲四肢，以免窒息。癔症性兴奋或躯体功能障碍者应及时找精神科医生处理。

因为癔症发作之前有明显的精神刺激，加之癔症病人的特殊人格特点，如情感强烈而不稳定，易感情用事，情感幼稚，急躁及任性等，有高度的暗示性，其情感和行为极易被别人的言语、行为和态度所影响，因此，癔症发作时，如果亲属的言语、行为、态度不当，会形成新的不良暗示因素，造成症状加重，给治疗带来困难。因此，癔症发作时，亲属应首先镇静自若，避免过分关心和过分热情，避免惊慌失措，要正确对待该病的发生。为了改善病人的不愉快情绪，亲属可有意识地转移病人的注意力，集中到有兴趣的事物或让病人暂时离开当时的环境。

同时，亲属也应正确对待精神刺激，给病人讲解本病的性质，解除病人的紧张情绪，以获得更好的疗效。同时，对巩固治疗，避免反复发作有重大意义。暗示因素，造成症状加重，给治疗带来困难。因此，癔症发作时，亲属应首先镇静自若，避免过分关心和过分热情，避免惊慌失措，要正确对待该病的发生。为了改善病人的不愉快情绪，亲属可有意识地转移病人的注意力，集中到有兴趣的事物或让病人暂时离开当时的环境。

同时亲属也应正确对待精神刺激，给病人讲解本病的性质，解除病人的紧张情绪，以获得更好的疗效。同时，对巩固治疗，避免反复发作有重大意义。

第四章 心理健康与意志障碍

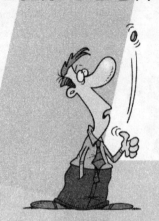

犹豫不决

犹豫不决往往让我们失去很多机会，将时间浪费在等待和踌躇之中。

后悔

很多人的后悔仅仅停留在肤浅的情绪层面，却不能很好地剖析失误的原因并吸取教训。

懒散

据调查统计，在危害现代人健康的众多因素中，懒散已上升到第一位。

强迫

强迫症令人烦恼，但并不可怕，最需要改变的首先是自己的性格。

冲动

盛怒之下的人常常容易忽视伤害及其后果，很容易酿成悲剧。

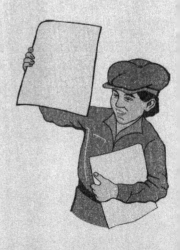

犹豫不决

犹豫不决往往让我们失去很多机会，将时间浪费在等待和踌躇之中。

一、犹豫不决的心理

无法做出决定，过分犹豫，其实是性格中的一种问题。这样性格的人有很多的想法和担心，这些想法和担心并没有错，错是错在无法做出决定。无论做什么选择，都要面对困难。继续做自己不喜欢的事情，还是做自己喜欢做的事情，都要付出代价。包括犹豫本身，错过了机会，还是要付出代价。其实谁都无法逃避做决定，人总是要做出决定，尽管内心希望逃避。

二、犹豫不决的心理调适

1. 一切都从想要改变开始

任何令人满意的结果都需要有个"开始"，这里的"开始"，指的就是有想要改变的意愿。面临痛苦的煎熬，如果没有改变的意愿，糟糕的状况只会继续下去。这种感觉就好像把自己的一切交给未知的命运去决定，或者让自己成为一叶浮萍，水流到哪里，自己也跟着漂到哪里。你的想法、感受、理想、喜好……一切属于你的独特性都变得不重要，生活变得死气沉沉。

2. 更重要的是要有行动

有了想改变的念头，心情也许会因为看到一线希望而好转，但这并不表示问题就真的会有所改变。如果只是萌生强烈改变的意愿，但在行动上却依旧怨天尤人、自我责备的话，一切都不会有所改善。

我经常见到一些人非常清楚地知道自己的生活的确要有所改变，却依然使用原来的行为习惯面对自己的问题。结果本来想要改变的愿望，却因为一再失望而逐渐消弭，心理的困境反而加剧。如果你对自己的生活不满意或是过得不快乐，就要有所改变，否则这种状况只会继续下去。

后悔

很多人的后悔仅仅停留在肤浅的情绪层面，却不能很好地剖析失误的原因并吸取教训。

一、人们产生后悔心理的原因

大致可分为以下两种：

1. 做出决定之前对可能出现的消极后果，有一定的预知。但由于疏忽大意或盲目乐观，对这种危险的苗头没能采取必要的预防措施。在这种情况下，决定人非常后悔，因为他已经接近正确的选择，只因一念之差发生了重大遗漏。

2. 经常发生在盲目乐观者身上

决定者在制订行动方案时，有意回避不利的信息，对未来的困难、危险及不利条件根本未加考虑。由于没有任何心理准备，也没有任何有效的应急措施，因此，决定者只有惊恐和本能的防御反应，只能临时利用手头的力量补救一下，但终因补救措施的非系统化、非严密化而收效不大。

二、做决定时的几种误区导致后悔

首先，当选择者搜寻各种可能性，并且仅发现了一个可接受的方案时，他就倾向于忽视这一可能性的危险，无暇思索未来的威胁。如果他得不到反对这个惟一方案的任何信息，他就会迅速采纳这个方案。如果这个惟一的方案也很危险，且代价又很大，选择者就会认为自己山穷水尽，没有选择的余地。这种没有选择余地的感觉，严重地妨碍了选择者的思路，使之被动、草率地应付选择。

人们在遇到难题向专家咨询时，也会产生一种顺从感或别无选择感。这时，他们十分情愿地听从专家的意见，认为专家的意见是惟一合理的。这种在专家面前的自卑感，妨碍了他们的自主性，使他们轻易地放弃了其他选择。

其次，选择者尽管已经意识到选择可能带来损失及后悔，但认为损失不会马上出现，他就容易低估损失的严重性。

再次，如果选择者认为自己的决定对自己的名誉和周围人不会造成巨大影响，他就不易预见到后悔。

最后，如果选择者确信自己不会再发现新的信息或新的可能性，他就会默认现实的选择，不再理睬可能出现的后悔。

三、后悔的应对

如何将后悔转化为深刻的教训呢？我们不妨从以下三个方面入手。

1. 反思后悔的根源，找出决定失误的原因。

2. 在陷入极度后悔的状态时，应淡化后悔的情绪色彩，积极采取挽救行动，但不应彻底遗忘后悔的情绪，适当地在心中保留后悔的经验，才能对未来的选择更加审慎。"健忘"正是屡犯相同错误的根本原因。

3. 在面临与过去相似的选择时，一定要仔细地回忆过去失败的情形，积极地利用过去的经验，避免犯相同的错误。其实，只要留心，便不难预见损失。

高质量的选择，是一种情绪中性的耐心选择。它不被有利条件冲昏头脑，也不被不利环境所吓倒。它始终怀有希望，又始终不掉以轻心。它要求人们保持一定的紧张度，投入一定的精力。这也是责任感的体现。

懒散

据调查统计，在危害现代人健康的众多因素中，懒散已上升到第一位。

《广州日报》曾报道过一则新闻，一名露宿在宝鸡市区街头的少年被巡逻的警察发现，但让人吃惊和不解的是，这名 12 岁少年的家就在这个城市距他一步之遥的地方。随后，警方将这个少年送回家，却找不到他的父母。据周围的邻居反映，这个孩子的父母平时比较懒散，日子也过得十分拮据，对孩子更是谈不上教育和管理。由于父母的懒散，导致孩子的悲惨遭遇，这不能不让人义愤填膺。事实上，懒散如今已经成为一种很常见也很普遍的不良现象。

一、懒散导致的不良后果

1. 懒散使人过早衰老

由于懒散，心脏搏血量小，不能最大限度地满足身体各部分对氧和营养物质的需要，体内代谢产物不能有效地排出，从而加速了衰老的进程。进入中年以后，要比经常运动的人在体格和机能状态上早老 10 年左右。长寿之人大多是常年辛勤劳动的人，运动使他们看起来比同龄人年轻许多。

2. 懒散使体态变得蠢笨

现代化设备使家务劳动大幅度下降，走路的机会也愈来愈少，往往一天中有几个小时坐着，致使四肢瘦弱而臀腹肥胖臃肿，破坏了健美的体形。人体中，脑的重量仅为体重的 1/47 而耗氧量却占人体的 1/4，是需氧量最大的器官。运动能够促进全身血液循环，将氧和其他养分源源不断地输送到大脑，改善脑部供氧状态。与不常运动的人相比，经常运动的人动作协调敏捷、眼明手快。同时，运动时由于精神亢奋、心情舒畅，因而促进大脑释放出啡呔和内啡呔等特殊化学物质，对增进智力和记忆力有良好的作用。

3. 懒散使人身体虚弱

在静止时，其心脏每收缩一次，只能搏出血液 50 毫升，在进行剧烈运动时也只能增至 100 毫升 ~ 120 毫升。一般运动员或体力劳动者在静止和剧烈运动时其搏出量分别为 80 毫升 ~ 100 毫升和 200 毫升 ~ 210 毫升，比缺少运动的人增加了一倍。可见，缺乏运动的人心脏功能是虚弱的。如果让一个健康人在床上躺一个月不活动，身体会虚弱得如同大病初愈，连走路都会摇晃。

二、如何克服懒散的习惯

1. 树立责任心。

2. 热情积极的生活态度。

3. 树立高尚的生活目标和理想。

4. 过有规律的生活。

5. 做各种健身运动。

为了您自身的健康和快乐，也为了家庭的美好与幸福，每个人都必须有健全的心态、清醒的头脑和各自不同的锻炼方法，抵御祸害现代人健康的元凶———懒散。

强迫

强迫症令人烦恼，但并不可怕，最需要改变的首先是自己的性格。

一、有关强迫症的自测量表

1. 我常产生对病菌和疾病毫无必要的担心。

2. 我常反复洗手而且洗手的时间很长，超过正常所必需。

3. 我有时会毫无理由地重复相同的内容、句子或数字好几次。

4. 我觉得自己穿衣、脱衣、清洗、走路等要遵循特殊的顺序。

5. 我常常没有必要地对东西进行过多地检查，如检查门窗、开关、煤气、钱物、文件、表格、信件等。

6. 我不得不反复好几次做某些事情，直到我认为自己已经做好了为止。

7. 我对自己做的大多数事情都产生怀疑。

8. 一些不愉快的想法常违背意愿进入我的头脑，使我不能摆脱。

9. 我常常设想，由于自己的粗心大意或细小的差错而引起灾难性的后果。

10. 我时常毫无原由地担心自己患了某种疾病。

11. 我时常无原因地计数。

12. 在某些场合，我很害怕自己失去控制而做出尴尬的事。

13. 我经常迟到，因为我没有必要地花了很多时间重复做某些事情。

14. 当我看到刀、匕首和其他尖锐物品时，我会感到心烦意乱。

15. 我为要完全记住一些不重要的事情而困扰。

16. 有时我有毫无原因地想要破坏某些物品或伤害他人的冲动。

17. 在某些场合，即使当时我生病了，我也想暴食一顿。

18. 当我听到自杀、犯罪或生病时，我会心烦意乱很长时间，很难不去想它。

当上面一条或一条以上的症状持续存在，并影响您的正常生活时，您有必要找专科医生咨询。

心理咨询室里来了一位愁容满面的母亲，带着她的女儿。一坐下便说："我女儿闹得家里人都不得安宁。她有'洁癖'，老说四周弥漫着种种病毒和细菌，不停地打扫卫生、洗衣服、洗手，最长的一次，出了一趟门，回来不吃不睡整整洗了 20 个小时的衣服，手上都洗得掉了一层皮。大夫，你说这可怎么办？"

这位母亲所说的"洁癖"实际上是一种心理障碍，心理学上称为强迫症。有两种表现形式：强迫性思维和强迫性动作。这种病日常生活中并不少见，如信已投出，怀疑是否贴错了邮票；出门时房门关好后还要检查是否确实关闭。如果这种想法或动作反复出现且不能自控时，就属于强迫症。其实这是患者的理智认识无法摆脱自己的一些想法、情感和动作，越想控制它，它就越出现，从而引起强烈的内心冲突。病人通常伴有焦虑、抑郁情绪，重者影响工作、学习及生活。这个女儿患的就是强迫性动作。

强迫症多在遗传因素和家庭环境的影响下，加之本人的性格特点（如过分认真、循规蹈矩、犹豫不决等）以及不良的社会心理因素的长期作用之下，逐渐形成。从这位女儿的病史中了解到父母对她从小要求十分严格，做事必须一丝不苟，她的母亲又特别爱干净。6 岁时，她又亲眼目睹了自己的姨妈死于肝炎的惨状。可以说她童年的生活经历和环境的影响，是其日后产生心理障碍的根源。特别是最近一年来工作压力大，科室里的一位同事正患肝炎，这些不愉快的生活事件引发了她幼年的恐惧心理在其成年后的再现，即用儿童的态度对待本来不值得恐惧的事物。

二、应对强迫的方法

1. 减轻不完美感

他们常常觉得做得事情不够好，有一种不完美的感觉，所以往往反复的重复某项工作，以达到自己的要求。我们一定要减轻这种不完美的感觉。

2. 减轻不安全感

怕脏、怕病等，是因为这些让他们感觉很不安全。而在同样的情况下，其他人就没有这种感觉。这是因为这种表现往往是内心深处严重的不安全感以这些小事为借口的表现。

3. 减轻不确定感

有强迫症的人往往对自己的要求特别严格，以达到别人的要求，这事实上是一种没有自信的表现。所以，病人要学会自己调整心态，增强自信，减少不确定的感觉。

4. 药物治疗

对伴有强迫性思维、焦虑和抑郁症状的，也可辅以药物。

冲动

盛怒之下的人常常容易忽视伤害及其后果，很容易酿成悲剧。

冲动是指在理性不完全的状况下的心理状态和随之而来的一系列行为。打架斗殴都在这种情况下发生。来自深圳市中级人民法院的数据显示，"冲动杀人"已成为治安的一大隐患，其中，20～30岁的青壮年男性最容易一时冲动起杀意。一些人仅因一件琐事、一句口角，一时冲动便起意伤人、杀人。当然，杀人偿命、负债还钱是法治社会最基本的准则，为此付出沉重代价的人，事后往往悔不当初，而旁观者则对他们迟来的觉醒摇首叹息。

研究发现，有这样一些人的冲动指数相当高：

1. 价值观不正确，摆不正自己位置的人。

2. 无所事事，没有明确的事情分散体力和精力的人。

3. 在节律周期的临界日，特别是情感曲线临界日的人。

4. 人体内环境失衡，如甲亢等内分泌失调的人。

对冲动的控制：

1. 冲动的正面是冷静，冷静的内涵是理智

理智者遇上不顺心的事，一般都能三思而后行。除了那些丧失理智和法律意识淡薄的人以外，凡吃五谷者都有一时激愤或消沉的时候，很多不正确的判断常常是在不冷静的时刻做出。判断失误，必然导致行为欠妥。如果人们能在最短的时刻内让头脑降温，就会掐掉一根危险的导火线。

2. 提高文化素养

能否理智行事，与文化程度的高低成正比。这一点，和深圳法院的调查报告完全吻合。"冲动杀人的犯罪分子最多仅有初中以下文化程度。文化程度低、缺乏自控能力，往往是逞一时之快杀人的重要原因。"众所周知，法律对一些欲铤而走险的人能起警世作用。可是，如果文化程度低下，加之法律意识淡薄，就极容易经不起旁人的怂恿而走向犯罪的深渊。

3. 从旁观者的角度看问题

"当局者迷，旁观者清"这话不无道理。在日常生活中，我们每个人都曾作过局外人观看过别人吵架。这时候，无论是哪一方的言行，其失当和偏颇之处，你大概都能觉察。因此，如果人们能以局外人的角度来审视自身，则善莫大焉。

第五章　心理健康与行为障碍

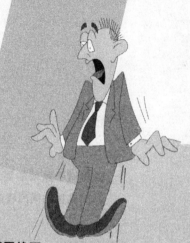

进食障碍

"吃"这一看似稀松平常的事，有些人却因此而困扰不已，甚至危及性命。

酗酒

少量饮酒，有助于舒缓疲劳。但饮酒过量，则会引起躯体和精神上的疾病。

药物成瘾

药物依赖性既有心理上的，也有生理上的。因此，依赖性又有心理依赖性与生理依赖性之分。

赌博成瘾

赌徒对于赌博的渴求与成瘾，可以像吸毒者一样，达到歇斯底里的强烈程度，更有甚者卖妻鬻子也要赌。

购物成瘾

据调查，购物这种行为本身可能产生短暂的快感或陶醉，因此也是一种行为成瘾。

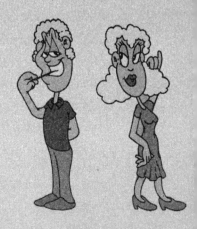

进食障碍

"吃"这一看似稀松平常的事，有些人却因此而困扰不已，甚至危及性命。

目前，坊间美体塑身的广告大行其道，许多人对"体态"的看法已产生了偏差，下面介绍两种与饮食行为有关的精神疾病。

一、神经性厌食

某初一少女，偶然听到同学说她胖后，便每天仅吃少量零食和水果，吃饭时不是推说已吃过了就是吃后再悄悄抠出吐掉。三个月下来，体重从 95 斤降至 60 斤，并出现食欲消失，情绪明显抑郁，但该少女还认为自己不够瘦，仍坚持控制体重。其母发现后，带她前往医院求治，诊断为神经性厌食症。

还有一位女学生，体重 100 余斤，自觉过胖，便盲目节食减肥，几乎达到了不吃食物的程度。不到两个月，体重锐减至 65 斤，但伴随而来的还有营养不良性水肿和神经厌食症。

神经性厌食是一种自己有意造成和维持的，以节食造成食欲减退、体重减轻，甚至厌食为特征的进食障碍，常引起营养不良，代谢和内分泌障碍及躯体功能紊乱。神经性厌食症最基本的症状是厌食，食欲极度缺乏，身体消瘦。这种症状的产生主要与心理因素有关，并不是消化系统器质性疾病引起的。此病的发病年龄为 10～30 岁，多数为 15～23 岁。女性患者高于男性约为 10～20 倍。神经性厌食症的发病率因为社会风气和生活方式的变化而出现大幅增减。急性精神创伤或心情持续抑郁，都可能在一定条件下导致此病。

神经性厌食症的病因尚不明确。有关的因素，可分为以下几个方面。

1. 社会心理因素

对青春期性发育的恐惧：13 岁以后，正是性的生理及性的心理发展最快的阶段。对于性心理发育尚不成熟的女孩，对自身的第二性特征发育和日益丰腴的体形缺乏足够的心理准备，容易产生恐惧不安和羞怯感，有强烈的愿望要使自己的体形保持或恢复到发育前的"苗条"。在英国，曾对女学生进行调查，有60%～70%的女中学生想减轻体重，在女大学生中为75%，这个比率远远高于小学生及30岁以后的人群。而这一阶段恰恰是该病发生的高峰年龄。

2. 社会文化因素

社会的压力可严重地影响个人的观念及行为，是毋庸置疑的。理想体形是受社会文化因素左右的。在较不发达的时代（贫穷状态），丰满、肥胖是作为富有的标志，被人羡慕；而现代社会以身材苗条作为有能力、高雅、有吸引力的标志，使体重偏低受到人们的青睐。近30年来，神经性厌食症患病率呈明显的逐步上升趋势。尤其在某些职业中，如芭蕾舞演员、时装模特。该症的患病率是普通人群（同龄）的3～4倍，表明该病的发生与社会文化因素有一定的关系。

3. 其他社会学因素

在多数对神经性厌食症的患病率调查中发现，本患者多来自于社会地位偏高或经济较富裕的家庭。城市人群的患病率高于农村人群。在城市中，私立学校的女生患病率高于普通学校。而且，这些特点与英、美、日的研究报道较一致。

4. 个体的易感素质

性格特点：这类患者常常有争强好胜、做事力求尽善尽美、喜欢被表扬、以自我为中心、神经质；而另一方面又常表现出不成熟、不稳定、多疑敏感，对家庭过分依赖，内向，害羞等。另外，近年来的研究注意到，这类患者的智商一般偏高。

5. 遗传因素

有些家族史的调查研究中发现，神经性厌食症的家族中，本病的患病率高于其他人群数倍，尤其姐妹兄弟及父母亲同病率较高。这表明，尽管不是遗传性疾病，但本病的发生可能与某些遗传素质有一定的关系。另外，本病患者家庭中患躁狂抑郁性精神病及各类神经症者也高于一般人群，这些资料也支持遗传素质在发病中起作用的学说。

6. 特异的易感素质

有些研究者认为，体重过度降低在发病中有着重要作用。当体重下降到一定程度，激发了体内隐藏的神经性厌食症的特异病理机制，而使病人处于一种状态：失去控制自我的能力，对自己的思维和行为缺乏正确的分析及判断力，沉浸于病态的体验之中。因此，一个人从正常的减肥，发展到疾病状态。但是，这种理论还没有得到充足的证据。

7. 下丘脑的功能异常

下丘脑位于大脑皮层下，是负责情绪调节、控制进食及内分泌调节的中枢所在地。是大脑中很重要的部分之一。神经性厌食症患者存在明显的下丘脑功能异常的表现，如月经紊乱或闭经；血液中甲状腺素水平低；食欲及进食量的异常，情绪低或烦躁等。多年来对这些广泛的下丘脑功能异常者进行研究的结果表明，可能是调节下丘脑功能活动的某些环节存在异常，如去甲肾上腺素有兴奋进食中枢，促进碳水化合物（粮食）摄入的作用，并参与促性腺激素（使月经来潮）的分泌等。有些研究发现，本症患者脑脊液中去甲肾上腺素水平低。再如，五羟色胺具有兴奋饱食中枢的作用，使进食终止。也有研究发现，患者脑脊液中五羟色胺有改变。但到目前为止，这方面的研究尚无一致的肯定性结论。

进食性障碍的主要临床表现为：

开始时具有因怕肥胖而有意节食的心理和行为，继而出现没有限度地限制饮食，体重下降迅速，消瘦得像恶病质仍不肯增加食量，甚至无限制地瘦到脱形及致死的程度仍觉太胖。拒绝维持体重在其年龄和身高相当的最低限度，以致有些患者骨瘦如柴，有的人甚至活活饿死，有的利用运动、呕吐、导泻等手段减轻体重，有时出现暴食、食后剧吐，体重减轻25%以上。

常因低血糖出现恶心、头晕、乏力，有时晕厥。出现皮肤干燥、苍白、弹性差、皮下脂肪薄，因低蛋白血症出现皮肤水肿等极度营养不良的表现。

伴有严重的内分泌功能紊乱，女性闭经，男性性欲减退或阳痿。在如今这样一个崇尚苗条、"骨感美"的年代里，女性往往视肥胖为丑陋，于是减肥成了所有女性最重要的话题。但研究发现，过度节食减肥容易导致女性对性生活失去兴趣，而跟着倒霉的就是她们的配偶了。

如果发生在青春期之前，青春期发育放慢，甚至停滞，乳房发育不良、男性第二性征不发育，生殖器呈幼稚状态。该类患者常有情绪不稳、焦虑、失眠、强迫等症状，有的还会引发继发性抑郁病态心理，严重者可有自杀观念及行为。不容忽视的是，许多少女对神经性厌食症普遍缺乏认识，盲目追求瘦身而刻意节食的少女已不同程度地患上神经性厌食症以及营养不良性肌肉萎缩。

诊断神经厌食症的标准：

患者需要到胃肠专科门诊进行全面检查。如胃肠道的各项检查呈阴性，有严重精神创伤的病史和表现，消瘦而体力尚可，又无全面的内分泌腺功能减退时，可作出神经性厌食症的诊断。

1. 比同年龄与同身高的标准体重低 15% 以上，比自己原来体重减轻 25%。

2. 追求苗条，有意控制饮食，情愿挨饿。

3. 女性停经达 3 个月以上。

4. 心跳缓慢、呕吐等。

5. 无其他躯体疾病或精神分裂症等疾病。

6. 发病年龄为 10～30 岁。

对厌食症的治疗：

1. 观念改变

现在流行苗条，以瘦为美，是一种风潮。而对胖瘦、结实纤细的认同与否，是随着舆论导向而变化的。以胖为美，以结实为美在历史上、或现在的某些国家和地区都广为存在。少女正处身体发育时期，切勿盲目减肥、过度节食。无论潮流风向，健康总是美，而结实丰满一些更利于增强抵抗力和生育能力，也更性感，日后更能享受美妙的性生活。

2. 心理治疗

求助于专业的心理咨询机构或精神科医生，了解其发病诱因，给予认知疗法、行为治疗、家庭治疗、躯体治疗和精神药物治疗。调整环境，住院隔离可较好地阻断恶性循环。神经厌食症的患者多不愿接受治疗。因此，需要家人的监督和强制。医生要将此病的发生发展规律告诉病人，消除病人的消极情绪，鼓励病人树立与疾病作斗争的信心和决心。

3. 加强锻炼

真正想要健康的身体，不要从节食入手，而是应该加强锻炼，改掉吃零食的坏习惯，同时调整膳食结构，低糖低脂高蛋白，多吃蔬菜水果。

神经性厌食症的患者除了有明显心理层面的困扰外（如焦虑、忧郁等），更令人忧心的是生理层面的问题，因为"进食"对此病症的患者而言，是一件相当痛苦的事，因此他们通常会拒绝吃任何东西，严重影响到个人身体的新陈代谢，且易于引发其他生理上的病痛，更有甚者会导致个人死亡，须迅速向医院精神科寻求协助或治疗。

二、心因性暴食症

现实中有一些人，他们会无法控制地、定期地（约每周二次）暴饮暴食，感觉好像没有办法停止"吃"的动作，一直吃到自己受不了为止。这些人通常体态适中，但很强烈地担心自己的体重上升，而且对于自我的评价相当受其身材所影响，因此往往在大量进食之后，会有羞愧、罪恶的感觉，并且会以催吐、灌肠、使用泻药或绝食等方式来避免体重上升。暴食症多数发生在二十几岁，主要是起源于心理困扰，然后再演变为过度重视食物的摄取和身材的比例。

小丽，19岁，女，高中生。她有严重的暴食症。她已有一年的病史，每隔半个月左右就会发作一次。她一接触食物，便会将它全塞入嘴里，不停地吃啊吃，一直吃到撑得实在吃不下去了，感觉肚子都快撑破了，就把吃下去的再全部吐出来。但下次碰到食物她还是控制不住地想吃，吃完以后再用手抠喉咙，刺激咽喉，让吃下去的东西再吐出来。她曾经因此吐过血。但每次病发，她就会忘了以前的教训，还是大吃特吃。有时候吐完了她会哭着说："难受得恨不得去死。"

经过心理医生的询问，才发现小丽的暴食症其实只是表面症状，真正的根源在于她的心理问题。

小丽从小就特别爱干净，再加上她长得十分漂亮，邻居都夸她，爸爸妈妈也老向其他人夸他们的女儿有多可爱。小丽从小在大家的夸奖声中长大。上中学以后，她更是发育得亭亭玉立，成了班里公认的"班花"。可是上个学年，班里转来一个女孩。这个女孩一来就抢走了小丽一半的拥护者。于是，两个女孩开始明争暗斗，比谁的衣服更好，谁的气质更好，当然还有身材。为此，那个女孩和小丽都拼命节食。可每天只吃苹果的日子实在太难熬了。终于有一天，小丽发现了一个又可以吃到美食又不会发胖的办法：吃完后再用手抠喉咙，刺激咽喉，让吃下去的东西再吐出来。刚开始时很困难，但时间长了，小丽做这事已经很熟练了。现在她每隔一段时间就做这么一次，而且由于可以不变胖，她吃的东西也越来越多，根本就无法停止。

以上这两种饮食疾患的患者，在心理上其实有许多相同的特质，例如：具有完美主义的倾向，而以"过度理想"的体重为追求的目标。持续的厌食或暴食，不仅存在着心理上的困扰，更会严重地影响身体健康，导致贫血、脱水、月经停止、肠胃功能障碍、心血管病变等问题，所以千万不可忽视，应及时发现并寻求专业上的帮助。

心理调适的方法：

1. 改变简单浮浅的审美观

外表和身材的好看并不代表一个人的一切。健康的才是美的。

2. 确立健康的竞争目的

不要把时间和精力浪费在那种浮浅的比较中，而是要寻求高尚的竞争目的，以及对知识和智慧的追求等。

3. 疏远那些只重视外表的朋友

这样的朋友是不会长久地陪在你身边的。多结交几个有深度，喜欢你的内在美的朋友。他们会给你带来意想不到的快乐，并在你把握不住自己的时候给以忠告。

4. 树立正确的人生观和价值观

一个有远大理想和正确人生观的人是不会陷入这种竞争中的。

5. 正确对待吃饭

吃饭，是基本生理需求，人们必须正确对待，尤其是发育中的青少年。

酗酒

少量饮酒，有助于舒缓疲劳。但饮酒过量，则会引起躯体和精神上的疾病。

某机关干部张处长，交游广泛，朋友众多，每日奔波穿梭于各类酒场。他总是叹息："没办法，工作需要嘛，我也不想喝啊！""朋友请客，我总不能不给面子。"开始，妻子也很同情和心疼他，后来却渐渐发现他自己在家也偷偷地喝，甚至在早晨起来也要喝几杯。从他的单位到宿舍之间有三家小酒馆，每天下班回家，他一经过酒馆门前，闻到里边飘出的酒香，就挪不动脚步。为了能够顺利地通过三家酒馆，他给自己规定，每家只喝一两。他的性格也变得自私和暴躁，对家庭的责任感也淡漠了，身体健康每况愈下。近来又出现了更大的问题，就是他认为妻子对自己不贞，有了外遇，于是经常跟踪和盘查，闹得一家人不得安宁。家人见他变得如此不可理喻，就将他送往精神病医院。这位领导患的是典型的酒依赖和酒中毒性精神障碍，可以通过药物治疗痊愈。

由于酒属于合法饮料，所以对酒的滥用没有引起人们的根本重视。据调查，大约80%的酒依赖者是随家人、同事、朋友喝酒，并作为一种乐趣而逐渐与酒结下不解之缘的。其实，酒也是一种软性毒品。不仅高度白酒，就是啤酒都会导致酒依赖。所谓酒依赖，就是喝酒成瘾。他们已把饮酒作为生活中必不可少的内容，常用各种理由寻找酒局或得到酒，明知饮酒对身体健康有害，仍然不能控制，因为喝了酒，他们就有精神，就产生了某种特殊的"快感"。如果一天不喝酒，或明显减少饮酒量，患者就会出现极难熬的不适感。这种反应，称为酒精戒断反应。所以，有些患者到了这种程度，自己想戒也欲罢不能了。

调查表明，我国酒依赖患者人数呈连年上升之势，酒精滥用问题的严重状况已到了不容忽视的程度，安全饮酒必须提倡。

一、酒依赖给人带来的危害

酒依赖不仅给患者带来胃溃疡、脂肪肝、肝硬化、心脑血管病、酒精中毒、性功能障碍、神经系统病变等一大堆严重的生理疾病，还会带来无法自控的精神障碍。

酒依赖患者大多表现为情绪抑郁、焦虑、容易激怒、睡眠障碍，严重者出现幻觉、妄想、意识错乱及人格改变。

精神障碍直接影响到患者的社会功能。这种人嗜酒如命，逐渐发生性格改变。工作不负责任，迟到早退，玩忽职守；自尊心丧失，本是正直淳朴的人，变得撒谎、偷窃、欺诈；自私自利，不顾他人；工作常出差错，不负责任，对家庭不尽职责；好自我吹嘘，自鸣得意；情绪不稳，动辄与人争吵，酒后开车肇事。同时，他们记忆力减退，工作丢三忘四。为填补记忆空白，还可"编造"出一套事实，说得有鼻子有眼，像煞有其事似的，给人一种撒谎的印象。这种现象称为虚构。

酒中毒还可能听到有人说他坏话而紧张害怕。还可在慢性酒中毒的背景上出现急性精神失常。病人在夜间看见生动的幻象，十分逼真。此时，常可出现双手、头、躯干颤抖。有时还有触幻觉，感到身上好像被通电一般，麻酥酥的。这种现象几天后就会消失，但若得不到及时治疗，有时也会出现严重的后果。

慢性酒中毒的病人性功能减退，而酒后又性欲亢进，加上此时缺乏温情，行为鲁莽，任何一个妻子都会感到憎恶。这时，若妻子略有勉强，就会引起一场情海风波。无法遏制的、毫无自省的愤怒、憎恨、怀疑、嫉妒一旦勃发，就会导致一场野蛮的家庭闹剧。待次日清醒后，又会不断地请求妻子宽恕。但猜疑不去，且与日俱增。最后，即使在饮酒时也不会消失。病人产生嫉妒妄想，常跟踪、威胁、殴打妻子，最终导致家庭破裂者不在少数。

二、心理调整

1. 大多数饮酒成瘾的人都同时存在其他心理问题

有句老话叫做："借酒消愁。"很多人把喝酒作为一种逃避现实的方法。所以要解决酒依赖的问题，必须重视心理健康。比如，有人喝酒是因为生活中的挫折。根据调查，很多人都有社会适应不良和不会表达情感的情况存在。这就需要调整心态，学习应对技能，解决其他不愿意面对的心理问题。

2. 自我管理

不该去的酒局别去凑合，该喝的酒也悠着点，免得喝成酒依赖。还应提倡文明饮酒。一些地区的饮酒文化也应该净化，那些非要让大家都喝醉了方显得自己好客的风俗，也该改一下。因为你和客人都应知道，劝酒如同催命！

酒是助兴和交际的纽带，少量喝酒对人体有保健的作用。那么，我们怎样喝酒才不为过呢？男性每天饮酒不得超过 2 瓶啤酒或 1 两白酒。女性每天不超过 1 瓶啤酒。此外，不论什么性别，每周至少应有两天滴酒不沾。

3. 专业治疗

至于那些已成为酒依赖的患者，最好还是到当地的精神病医院去接受专业的治疗。常年大量喝酒，如果突然不喝，反而会给患者带来更大的伤害。所以，酒依赖患者最好到医院进行科学戒酒。医生会让患者服用一种酒精替代品，既可逐步取代饮酒，又不会骤然打破患者的生理平衡，从而达到最终戒酒的目的。此外，医院还为酒依赖患者成立了 AA 协会，就是全部成员都是由酒依赖患者组成的心灵沟通协会。在这里，大家有着相同的感受，没有歧视、没有鄙夷、没有误解。大家敞开心扉，反而能冷静地看待一些问题。

药物成瘾

药物依赖性既有心理上的，也有生理上的。因此，依赖性又有心理依赖性与生理依赖性之分。

药物依赖性是反复的（周期性或连续地）用药所引起的人体对药品的心理上或生理上的或兼而有之的一种依赖状态，表现出一种强迫性的或非强迫性的连续或定期地用药行为和其他反应。

一、药物依赖特征

1. 对药物产生心理依赖

即依赖者具有持续地或周期地渴望体验该药物的心理效应，这种愿望可以压倒一切。为了得到药物，会不择手段行事。对所有能产生依赖的药物，均有心理依赖性。

2. 对药物产生生理依赖

依赖者必须继续用药，方能避免戒药后的戒断症状。各人的戒断症状轻重不一，包括种种不适感和躯体症状。不适感常与心理依赖要求相重叠，而躯体症状是有生理基础的，可以非常严重，甚至引起死亡。但有的能产生依赖的药并没有躯体依赖性。

3. 对药物产生程度不等的耐受性

剂量往往越用越大，但有的药物耐受性不明显。

4. 对药物依赖的种类

药物依赖者可以依赖一种药物或同时依赖多种药物，也可以合并烟酒依赖。

5. 对药物依赖的后果

由于长期依赖药物，使依赖者脱离正常生活轨道，就会给本人、家庭和社会带来不良后果。

二、防止药物成瘾的方法

1. 去规范的医院看病，按医嘱服药。

2. 重视药物的危害性，不要贪图一时的快感就服用这类药物，留下后患。

3. 寻找真正健康、快乐的生活方式，不要借助药物去寻找虚幻的快乐。

赌博成瘾

赌徒对于赌博的渴求与成瘾，可以像吸毒者一样，达到歇斯底里的强烈程度，更有甚者卖妻鬻子也要赌。

对某种东西成瘾，就是对它有依赖性。所以，人的某些行为，如赌博，也能像药物、酒精等物质一样，因对其产生依赖性而成瘾。

中国人爱搓麻将是有目共睹的。在麻将桌旁发生的一则则悲喜剧，说明对麻将成瘾完全不亚于吸毒。南方一城市的麻将桌上由于两人输了要扳回来，另外两人赢了还想再多赢一些，结果，两夜三天的鏖战使得一人因中风死亡，一人因憋尿而见上帝，还有一人因中风而半身不遂。

心理调适方法如下：

1. 认识到赌博的危害性

寻找丰富的娱乐活动，比如钓鱼、看书、打球等，代替赌博这种活动。

2. 认识特点

赌博有十赌九输的特点，不要抱有侥幸心理。

购物成瘾

据调查，购物这种行为本身可能产生短暂的快感或陶醉，因此也是一种行为成瘾。

美国哈佛大学成瘾研究所主任霍华德·谢弗认为，大量的成瘾源于经历和行为，比如重复、高度情绪化、高频率的体验等。这些行为和经历可以引起神经适应，即让神经回路发生变化，从而让某种行为长期化。由此看来，属于行为成瘾的还有购物癖、网络成瘾等。

女性一般都有购物嗜好，这种嗜好进一步发展，就可能成瘾，变成一种强迫性的购物行为。虽然有购物癖的人也知道强迫性购物结局并不美妙，比如，房间里堆满了大量无用的商品，而且最终身负巨债，但是她们还是忍不住要疯狂购物。

女性强迫性购物有一个特点，在她们抑郁、焦虑、疲惫和有负罪感之时会疯狂地购物。哈佛大学的谢弗还认为，强迫性购物者具与有药物成瘾者相似的一种戒断症状。她们往往不能控制自己的行为。这种行为在本质上也与赌博和强迫性盗窃一样。

自我调适：

1. 绝不在生气的时候购物，因为在这个时候购物只是为了发泄怒气。

2. 别在悲伤的时候购物，因为情绪波动抑制良好判断力。

3. 不要为了留下印象而购物。

4. 不要在怀旧的情绪中买东西。

5. 别为了赶时髦买东西。

6. 不要把购物当成一种消遣。

7. 只在确实需要购买东西的时候，才去商业街，即使去也不要过多地闲逛。

8. 只留一张信用卡，将其余的信用卡从你的皮夹子中全部拿走。

9. 制定用现金购买一切物品的政策。如果你没有现金，就不要购买。

10. 在任何地方，一旦有购物的意图时，就可以运用"替换政策"。政策很简单，那就是你买一样东西就必须丢掉另一样东西。

第六章　心理健康的自我测试

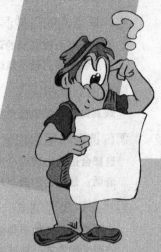

怎样判断是否患有心理障碍
心理障碍严重地影响了人们的工作、学习和生活，这种厄运会降临到谁的头上呢？

怎样判断心理障碍的轻重
对于一个患有心理障碍的人，客观评价问题的轻重是非常重要的。

心理问题等级的划分
心理健康状态与非健康状态的区分标准，一直是心理学界讨论的话题。

患了心理障碍该怎么办
患了心理障碍，既不可悲，也不可怕，只需直面自己的"命运"就行了。

在哪里可以获得专业心理帮助
心理障碍患者应该根据自身的问题特点，选择治疗机构，切忌有病乱投医。

什么是心理咨询
在心理咨询中，通过帮助关系可以使求助者的心理健康朝着好的方向转化。

什么是心理治疗
运用心理学的理论、方法和技术，改变或影响患者的消极认知情绪，就是心理治疗。

怎样判断是否患有心理障碍

心理障碍严重地影响了人们的工作、学习和生活，这种厄运会降临到谁的头上呢？

是不是患了心理病，可以从以下六方面判断：

1. 是否有人际交往障碍

比如，是否对于人际交往感到恐惧？人前是否感到自卑？社交场合是否手足无措，脸红心跳？

2. 情绪是否恶劣

比如，经常悲观、抑郁、焦虑、烦躁或者易怒、喜欢攻击。

3. 是否有查不清楚原因的躯体痛苦

比如，长期慢性疼痛、自主神经紊乱、体力下降、长期失眠等。

4. 注意力下降

比如，工作、学习和注意力明显下降。

5. 是否有反常的、自己控制不了的行为

比如，反复洗手、关门、做鬼脸等。

6. 是否极度讨厌自己和厌恶别人

总觉的自己做错事，说错话；总看别人有毛病等。

上述六方面的表现，每一个健康人都会或多或少地表现一些，只有达到一定强度和一定时间的，才算得上是心理障碍。

所谓一定强度，是指这些症状比较严重地影响了一个人的快乐和工作能力；所谓的时间，是指这些症状持续的时间，要在 3～6 个月以上。

怎样判断心理障碍的轻重

对于一个患有心理障碍的人，客观评价问题的轻重是非常重要的。

判断心理障碍的轻重，有以下三方面重要标准：

1. 现实检验能力

这是最重要的标准，它涉及一个人对事物的主观判断与客观现实的吻合度。主观判断与客观吻合度越差，现实检验能力越弱，其心理病也就越重。重症精神病人对事物的判断被幻觉和妄想所控制，严重脱离现实，是现实检验能力最差的人。所以，他们属于最重的心理障碍。

2. 对人际关系和压力的适应能力

适应能力越差，心理障碍就越重。重症精神病人的适应性明显退化，只能躲在"自恋"的小圈子里。他的生活只能和自己以及自己的幻觉和妄想进行；边缘障碍的患者只能适应非常有限的人际交往、处于半自恋、半公开的"边缘生活"状态；神经症患者通常都可以适应一般的人际交往和压力，只不过适应能力打了折扣。

3. 心理发育受损的阶段

受损越早，障碍越重。在出生后 6 个月内，心理发育受损，精神障碍在重症的范畴，可以出现精神分裂；6~18 个月期间受损，属于重症心理障碍，可以出现边缘型心理障碍、癔症；2~3 岁期间受损，容易产生强迫或自恋障碍；3~5 岁受损，容易出现社交恐怖等神经官能症和性心理障碍。

把三条标准综合起来，就能对心理障碍的轻重做出比较准确的判断了。

心理问题等级的划分

心理健康状态与非健康状态的区分标准，一直是心理学界讨论的话题。

从健康状态到心理疾病状态一般可分为 4 个等级：健康状态、不良状态、心理障碍、心理疾病。

一、心理健康状态

心理健康状态与非健康状态的区分标准一直是心理学界讨论的话题，不少国内外心理学学者根据自己研究调查的结果，提出了多种心理健康标准。笔者在临床心理学实践工作中，总结了前人的理论与经验，提出了一条简捷的评价方法。即：从本人评价、他人评价和社会功能状况三方面分析。

1. 本人不觉得痛苦

即在一个时间段中（如一周、一月、一季或一年）快乐的感觉大于痛苦的感觉。

2. 他人不感觉到异常

即心理活动与他人及周围环境相协调，不出现与周围环境格格不入的现象。

3. 社会功能良好

即能胜任家庭和社会角色，能在一般社会环境下充分发挥自身能力，利用现有条件或创造条件实现自我价值。

二、不良状态

亦称第三状态，是界于健康状态与疾病状态之间的状态。是正常人群中常见的一种亚健康状态，它是由个人心理素质（如过于好胜、孤僻、敏感等）、生活事件（如工作压力大、晋升失败、被上司批评、婚恋挫折等）、身体不良状况（如长时间加班劳累、身体疾病）等因素所引起。它的特点如下：

1. 时间短暂

此状态持续时间较短，一般在一周以内能得到缓解。

2. 损害轻微

此状态对其社会功能影响比较小。处于此类状态的人一般能完成日常工作、学习和生活，只是感觉到的愉快感小于痛苦感。"很累""没劲""不高兴""应付"是他们常说的词汇。

3. 能自己调整

此状态者大部分通过自我调整，如休息、聊天、运动、钓鱼、旅游、娱乐等放松方式，能使自己的心理状态得到改善。小部分人若长时间得不到缓解，可能形成一种相对固定的状态。这小部分人应该去寻求心理医生的帮助，以尽快得到调整。

三、心理障碍

心理障碍是因为个人及外界因素造成心理状态的某一方面或几方面发展的超前、停滞、延迟、退缩或偏离。它的特点如下：

1. 不协调性

其心理活动的外在表现与其生理年龄不相称或反应方式与常人不同。如：成人表现出幼稚状态（停滞、延迟、退缩）；儿童出现成人行为（不均衡的超前发展）；对外界刺激的反应方式异常（偏离）等。

2. 针对性

处于此类状态的人往往对障碍对象（如敏感的事、物及环境等）有强烈的心理反应（包括思维及动作行为），而对非障碍对象可能表现很正常。

3. 损害较大

此状态对其社会功能影响较大。它可能使当事人不能按常人的标准完成某项或几项社会功能。如：社交焦虑（又名社交恐惧）不能完成社交活动；锐器恐怖者不敢使用刀、剪；性心理障碍者难以与异性正常交往。

4. 需求助于心理医生

此状态者大部分不能通过自我调整和非专业人员的帮助而解决根本问题。

四、心理疾病

心理疾病是由于个人及外界因素引起个体强烈的心理反应（思维、情感、动作、行为、意志）并伴有明显的躯体不适感。是大脑功能失调的外在表现。其特点如下：

1. 强烈的心理反应

可出现思维判断上的失误，思维敏捷性下降，记忆力下降，头脑黏滞感、空白感，强烈自卑感及痛苦感，缺乏精力、情绪低落成忧郁，紧张焦虑，行为失常（如重复动作，动作减少，退缩行为等），意志减退等。

2. 明显的躯体不适感

由于中枢控制系统功能失调，可引起所控制人体各个系统功能失调。比如，影响消化系统则可出现食欲不振、腹部胀满、便秘或腹泻（或便秘－腹泻交替）等症状；影响心血管系统则可出现心慌、胸闷、头晕等症状；影响到内分泌系统，可出现女性月经周期改变、男性性功能障碍……

3. 损害大

此状态的患者不能或勉强完成其社会功能，缺乏轻松、愉快的体验，痛苦感极为强烈。"哪里都不舒服""活着不如死了好"，是他们真实的内心体验。

4. 需心理医生的治疗

此状态下的患者一般不能通过自身调整和非心理科专业医生的治疗而康复。心理医生对此类患者的治疗，一般采用心理治疗和药物治疗相结合的综合治疗手段。

治疗早期，是通过情绪调节药物快速调整情绪；中后期，是结合心理治疗解除心理障碍并通过心理训练，达到社会功能的恢复并提高其心理健康水平。

患了心理障碍该怎么办

患了心理障碍，既不可悲，也不可怕，只需直面自己的"命运"就行了。

知道自己患了心理障碍后，人们的第一个情绪反应往往是自卑。觉得自己被划到软弱无能的那类人中去了。其实，一个人是否患心理障碍，是不由个人的意志决定的，而是由一个人童年的成长环境决定的。换句话说，是"命运"性的。它只反映和代表了一个人的成长环境和发育背景，而不代表一个人是否坚强、是否有价值。

得知自己患了心理障碍后的第二个反应，就是悲观失望。因为他们习惯于认为自己是世界上惟一一个最不幸的人，自己患了没办法克服的疾病。

其实，据最保守的估计，人群中的心理障碍患病率也在2%。就是说，在我国的十几亿人口中，至少也有两千万患有大同小异的心理障碍的患者。所以，患者并不是孤立的。

心理障碍也不是不可以治愈的，可以说大部分心理障碍都可以通过治疗得到缓解和治愈。只不过缓解和治疗需要付出精神、经济和时间的代价而已。

冷静下来以后，就可以慢慢地思考怎样克服心理障碍。面对心理障碍，采取以下的心态会比较有益。

首先，必须接受自己的"患病"现实。其次，必须自己承担起克服心理病的主要责任。再次，在条件许可的情况下，寻求专业心理帮助或专业心理治疗。

在哪里可以获得专业心理帮助

心理障碍患者应该根据自身的问题特点，选择治疗机构，切忌有病乱投医。

目前，社会上提供心理帮助的机构和部门很多，概括地讲，有心理热线、心理咨询中心、心理门诊或心理诊所，心理病院和精神病院。这些心理帮助机构各有所长，也各有所短，心理障碍患者应该根据自身的问题特点，选择治疗机构。

一般说来，紧急的日常心理危机，比如家庭纠纷和一过性的心理烦恼，适合通过心理热线得到缓解。学习障碍、轻度社会适应不良，适合到由社会教育工作者主办的心理咨询中心，接受心理咨询。神经症、人格障碍和性心理障碍等发病时间较长、有一定人格基础的心理障碍，适合去心理门诊或心理诊所，接受系统心理治疗。精神分裂症或躁狂抑郁症等重症精神病和有自杀行为的人，在发作期适合到精神病院，接受以化学药物治疗为主的专业治疗。

什么是心理咨询

在心理咨询中，通过帮助关系可以使求助者的心理健康朝着好的方向转化。

心理咨询是运用心理学的知识、理论和技术，通过咨询者与求询者的协商、交谈和指导过程，提供可行性建议，针对正常人及轻度心理障碍者的各种适应和发展问题，帮助求询者进行探讨和研究，从而达到自立自强、增进健康水平和提高生活质量的目的。

实践证明，心理咨询对心理健康的作用非常明显。在心理咨询中，通过帮助关系可以使求询者心理健康朝着好的方向转化。

这里包括三个方面的含义：

1. 可以帮助求询者提高对待自身和人际关系方面的心理能力。

2. 通常的咨询不仅可以消除某些病症，而且也可以促进人格的重建和发展。

3. 不仅有心理障碍的人可以寻求咨询，就是在自身发展中遇到阻力的正常人，也同样可以寻求咨询并从中获益。

什么是心理治疗

运用心理学的理论、方法和技术，改变或影响患者的消极认知情绪，就是心理治疗。

心理治疗也称为精神治疗，是指治疗者与患者之间通过表情、态度和行为等相互交往的过程，运用心理学的理论、方法和技术，改变或影响患者的消极认知情绪，从而消除或减轻导致患者痛苦的各种心理因素和异常行为。

常见的心理治疗方法有以下几种：

1. 疏导疗法

该疗法主要是凭借"言语"进行。根据不同患者或不同病情采用劝导、启发、说明、鼓励等方法，帮助患者自我领悟，增强治病的信心，调动治疗的能动性，从而达到治疗和康复的目的。

2. 认知疗法

它是最常用的一种心理治疗方法。其原理是在认知理论的基础上，通过改变患者的错误认知观念来改变其不良情绪与不良行为。因为人的任何心理过程都是在意识的支配下完成，当人的认知产生偏差或做出错误评价与解释时，就会导致不良情绪与行为的产生。

3. 暗示疗法

暗示是指以某种观念语言影响自己或他人，使其在缺乏分析、批判的情况下加以接受，并因此引起一定的心理状态的变化。暗示疗法可以在清醒或催眠状态下进行。

清醒状态下的暗示疗法，分为他人暗示和自我暗示两大类。无论是他人暗示还是自我暗示，都是在患者意识清醒的状态下，通过语言、思维、认知或一定的医疗措施与药物，把某种观念强加给患者，使患者对此深信不疑，从而增强和改善病人的心理状态，促进机体代谢功能，达到心理治疗的目的。催眠暗示疗法是通过催眠术或催眠药物，使患者进入催眠状态，然后用言语暗示。

4. 行为疗法

人的各种行为都是经过学习和训练得以调整和改造，建立新的正常行为的，这就是行为疗法的理论基础。行为疗法一般有系统脱敏法、厌恶疗法、行为塑造法、标准奖励法、松弛疗法、技能指导法、自我调节法、生物反馈法等。

对心理咨询的几种误解

不少人对心理咨询的认识仍有一定的局限性，甚至产生一些曲解，使心理问题不能较好地得到解决。

一、心理问题≠精神病

心理咨询在我国是一门起步较晚的新兴学科，人们对它有一种神秘感。

来访者通常都是左顾右盼、鼓足了勇气才走进诊室，在医生反复的保证下，才肯倾吐愁苦或是绕了很大圈子，才把真实的情况暴露出来。因为在许多人眼里，来咨询的人很可能有什么不正常或有精神病，要不就是有见不得人的隐私或道德品质方面问题。此外，在中国人的传统观念中，表露出情感上的痛苦是软弱无能的表现，对男性来说尤其如此。由于以上种种原因，使很多人宁愿饱受精神上的痛苦折磨，也不愿或不敢前来就诊。其实，心理问题与精神病是两个不同的概念。每个人在成长的不同阶段及生活工作的不同方面，都有可能会遇到这样那样的问题，导致消极情绪的产生。对这些问题如能采取适当的方法予以解决，个体就能顺利健康地发展；若不能及时加以正确处理，则会产生持续的不良影响，甚至导致心理障碍。这样看来，心理问题是日常生活中经常遇到的。就这些问题进行心理咨询并不意味着有什么不正常或有见不得人的隐私。相反，这表明了个体具有较高的生活目标，希望通过心理咨询更好地自我完善，而不是回避和否认问题，混混沌沌虚度一生。

有相当一部分人认为，精神病就是疯子，其实他们所说的精神病严格地讲是重性精神病，如精神分裂症、躁郁症等，它与一般的心理问题和轻度心理障碍有很大区别。绝大部分精神病人对自己的疾病没有自知力，更不会主动求医。

二、心理学≠窥见内心

两个久未谋面的老同学在路上不期而遇，其中一个知道对方是心理治疗师，就让他猜一猜自己现在心中想些什么。许多来访者也有类似的心态，他们不愿或羞于吐露自己的心理活动，认为只要简单说几句，咨询者就应该能猜出他心中的想法，要不就表明治疗者水平不高。其实心理治疗师也是人，他们没有特异功能。他们只是应用心理学的理论和方法，对来访者提供的一定信息进行讨论和分析，进行治疗。因此，来访者需详尽地提供有关情况，才能帮助医患双方共同找到问题的症结，有利于治疗师作出正确的诊断并进行恰当的治疗。

三、心理咨询≠无所不能

许多来访者将心理咨询神化，似乎治疗师无所不会、无所不能，就像一个"开锁匠"，什么样的心结都能一下子打开。所以，常常来诊一两次，没有达到所希求的心境，就大失所望，再也不来了。实际上，心理咨询是一个连续的、艰难的改变过程。心理问题常与来访者的个性及生活经历有关，就像一座冰山，积封已久，没有强烈的求助、改变的动机，没有恒久的决心与之抗衡，是难以冰消雪融的。所以，来访者需有打"持久战"的心理准备。

四、心理医生≠救世主

一些来访者把心理医生当做"救世主"，将自己的所有心理包袱丢给医生，以为医生应该有能耐把它们一一解开，而自己无须思考、无须努力、无须承担责任。多年来，传统的生物医学模式就是，病人看病，医生诊断、开药、治疗一切由医生说了算，要求病人绝对服从、配合。因此，来访者咨询时自然而然地把这种旧的医学模式带进心理咨询。然而，心理咨询与心理治疗是新的生物—心理—社会医学模式的产物。心理医生只能起到分析、引导、启发、支持、促进来访者改变和人格成长的作用，他无权把自己的价值观和愿望强加给来访者，更不能替来访者改变或做决定。来访者需认识到，"救世主"只有一个，那就是自己。只有改变自己、战胜自己，最终才能超越自我，达到理想目标。倘若把自己完全交给医生，消极被动，推卸责任，只会一事无成。

五、心理咨询≠思想工作

来访者中还有另一种极端的认识，就是认为心理咨询没多大用处，无非是讲些道理，因而忽视或未意识到心理问题是需要治疗的。一个女孩因强迫观念痛苦异常，前来就诊。家人反对并干涉："你就是死钻牛角尖，想开点儿就会好的。"他们还不让患者服药。患者得不到家人的理解支持，内心很绝望，从而影响到治疗的连续性和效果。心理咨询作为医学中的一门学科，有着严谨的理论基础和诊疗程序，它与思想工作有本质区别。

思想工作的目的是说服对方服从、遵循社会规范、道德标准及集体意志；而心理咨询则是运用专门的理论和技巧寻找心理障碍的症结，予以诊断治疗。治疗师持客观、中立的态度，而不是对来访者进行批评教育。另外，某些心理障碍同时具有神经生化改变的基础，需要结合药物治疗，这更是思想工作所不能替代的。

希望来访者能通过上述几个"不等式"了解心理咨询的性质和工作方式，打消顾虑，敞开心扉，积极、主动地与心理医生进行配合，帮助自己解除痛苦，营造积极、健康的生活。

治疗前的准备工作

顺其自然，是最佳也是最难达到的理想治疗状态。

首先，必须为心理治疗留下固定的时间。这对于成功的心理治疗非常重要。因为，在一定时间内，施加恒定的治疗和心理影响，就是心理治疗奏效的基本因素。时间保证不了，治疗就无从谈起。三天打鱼、两天晒网，或者治疗时间总是改来改去是不会奏效的。这是一种对于治疗和改变的阻抗。通常，心理治疗的频度在每周 1~5 小时，个别甚至可以达到 10 小时。总的疗程，根据疗法不同，时间长短不一，行为疗法可以是几个月，精神分析疗法需要几百个小时，通常都需要几年。个别严重的，可能需要终生咨询。所以，决定治疗前，必须做好时间安排。

第二个必要准备，就是做好经济上的准备。心理治疗费通常比较昂贵，大约每小时 30~100 元，平均每月的治疗费用在 200~600 元左右。而且，大部分治疗都难以在短时间内奏效。所以，心理治疗的总费用大约在 5 千~2 万元左右。在进行治疗前，必须对此有充分准备，量力而行。

第三个准备也是最重要的准备，就是必须准备好承受治疗和改变过程中的痛苦。无论是行为疗法还是森田疗法，在治疗过程中，患者都必须承受一些焦虑和痛苦，这是任何心理疗法都无法避免的。它相当于外科手术中，不可避免的疼痛和失血。这些痛苦在治疗的一定阶段，甚至会超过心理疾病本身给患者造成的痛苦。可以说，"小痛小悟、大痛大悟、无痛不悟"，没有痛苦的心理治疗，只能算做止痛针和麻醉剂，真正的治疗并没有进行。伴随痛苦和改变的心理治疗，才是真正的心理治疗。没有勇气承受治疗痛苦的患者，是无法从真正的心理治疗中获益的。

在上述的准备比较充分之后，就可以请医生进行治疗了。治疗中的配合包括多方面，最重要的就是在治疗中尽可能做到真实地表达和表现自己。其实，通常医生对患者几乎没有过多的要求，只要能按时与医生接触，一切就都可以顺其自然了。顺其自然，是最佳也是最难达到的理想治疗状态。

怎样选择心理治疗师

选择合适的心理治疗师是有一定标准的，但最重要的还是那句老话：最适合的就是最好的。

可以根据以下三点，选择心理治疗师。

首先这点，也是最重要的一点。

1. 医生健康的人格

健康人格对患者的影响，是心理治疗能够奏效的根本原因。人格难以客观评价，主要凭主观体验。这种体验，就是在与医生有了初步接触之后，产生了信任和喜欢的感觉。即使这个心理治疗师的人格基本健康，也不见得适合所有的患者。因为研究表明，并不是一个心理治疗师能够适合所有类型的患者。只有医生与患者的人格比较匹配，才能产生比较理想的治疗效果。因而，那些在初次见面，容易使患者产生好感的医生，可能对这个特定的患者更有帮助。

2. 医生的理论水平

这可以从其所受的教育、所获得的学位、所受的训练以及咨询过程中对于心理问题的解释，得到间接的了解。

3. 治疗技术

治疗技术包括倾听技术、解析技术、沟通技术等。对于技术水平的了解，可以通过治疗师工作经历的长短、治疗过程中对于节奏的把握、关键点的切入能力、核心情结的深入透彻理解力，来逐渐了解。

此外，还可以从学术界或心理治疗的同行那里了解治疗师的背景和能力，作为选择心理治疗师的参考。

总的说来，那些看起来和蔼可亲、善解人意、令人信任和喜欢，有医学或心理学背景，学历较高并接受过专业训练，有长期丰富的心理治疗经验，阅历比较丰富，年龄在30岁以上，得到专业心理治疗协会或社会认可的心理治疗师，可能是比较适合的心理治疗师。

最终是否适合，还是要靠患者自己在心理治疗过程中去实际感受。

当考虑了上述的一些参考条件后，可能会使病人的选择效率更高。

坦然面对心理测试

心理测试与体检有类似的作用，但因大多数人不了解心理测试的意义和方式，往往对此存在不同程度的戒备心理。

一般来说，心理测试常有以下几方面的内容：

1. 人格测试

可对一个人人格倾向和个性心理特征有一个全面的了解。

2. 心理健康状况测试

反映测试者近期的心态，有无心理疾病等症状。

3. 气质测试

了解神经系统类型、遗传特征和对外界反应的特点。

4. 成人智力测试

反映一个人的思维能力和创造能力。

5. 人际关系测试

了解被试者的人际交往能力等。

6. 其他测试

根据情况需要，设置特定情景，测一些特定的问题。如：焦虑抑郁量表，主题统觉测验等。

要提醒的是，参加心理测试应注意下列事项：

1. 实事求是，不要有任何顾虑。

2. 对心理测试中答案的选择不要做任何是非判断，而应该反映自身的真实面貌。

3. 心理测试问卷中，有部分"测谎题"，以保证测试的有效、真实。某些人过于掩饰自己，测谎分数过高。

4. 不必反复琢磨，不要随便修改你的答案。凭第一印象，尽快选择答案，以自己的理解作答。

5. 每个问题都要做出选择，不可避而不答。

6. 必须独立答题，以保证不受他人暗示。

7. 心理测试结果应是保密的，由心理学专业人员做出解释和评估。

决定心理障碍预后的因素

"我的病能不能好？我的病治起来难不难？"通常心理医生很难马上回答这样的问题。

患心理疾病的人在心理诊所中常问的一个问题就是："我的病能不能好？我的病治起来难不难？"通常心理医生很难马上回答这样的问题，因为决定心理病预后的因素很多。

1. 病人的治疗动力，也是最重要的因素

治疗动力越足，决心和恒心越大，治愈的可能性越大。

2. 病人与心理病症状的和谐性

病人越适应症状、对症状的排斥性越小，治愈的难度就越大。因为这类病人的治疗，首先需要增大病人与症状之间的不和谐。然后，才能进入对心理疾病的真正治疗。

3. 心理疾病的严重程度

通常情况下，精神分裂症对心理治疗的反应极差，可以说基本不适于心理治疗，顶多可以进行一些支持性的心理治疗。在适于心理治疗的患者中，边缘型心理障碍最难治疗，即使病人非常配合，疗程也要在三五年以上。相对来讲，神经症的治疗要容易一些，但通常也要三百小时以上的心理治疗。

4. 发病的病程和年龄

初发者、年龄小者疗效好，发病在一年以内、处于青春期是最佳治疗时机；病程在三年以上，年龄超过 45 岁的心理疾病患者，治疗难度明显增大。

5. 患者是否具有"心理学头脑"

换句话说，是否有一定的领悟力。缺乏必要的领悟能力，心理治疗将难以进行，心理病也难以治愈。

6. 患者的依赖性

依赖性越强，越难治愈。

当充分考虑了以上六个因素之后，就可以回答"我的心理疾病能不能好？我的心理病治起来难不难？"这样的疑问了。

心理疾病为什么难治疗

自古有言："心病难医。"不但心理病人如此哀叹，就是心理医生也如此认为。

不但心理病人哀叹"心病难治"，就连一些心理医生，私下里也认为心理疾病确实难治。那么，为什么心理病这么难治疗呢？

原来，这是由心理疾病的特殊性决定的。心理疾病的核心问题是一些持久的、无法排遣的"内心"痛苦。病人能感觉到，但它是无形的东西，谁都看不见、摸不着，人们无法把它拿出来、搬走或用刀把它切除，即使用药物，也无法把它彻底消除。心理治疗技术有能力使病人的问题再现于心理治疗室中，但治疗仍很困难。因为据研究，心理病一方面妨碍病人的成人生活；另一方面它也是心理冲突的一种妥协，在能力有限的情况下，它对病人还有一定的保护作用。消除了"心理病"也就等于消除了保护，使病人面对更大的压力，自然会遇到来自患者的抵抗。

心理病难治疗的第三个原因是，心理病的发生是在成年，而它的形成是从童年期就已经开始，心理疾病状态早已成为病人习惯和人格的一部分。

当心理治疗触及到它的时候，也就触及到了一个人从小养成的习惯和人格，而人本能地拒绝改变形成多年的习惯和人格。所以，心理治疗总会遇到来自病人本身的顽强抵抗。这就是心理治疗与其他治疗最突出的差别——病人一方面寻求治疗；一方面又下意识地抵抗治疗。这就像一个病人一只手拉着医生请求施治，另一只手推拒医生拒绝治疗一样。病人的不自觉抵抗，使心理治疗变得困难，而患者或医生对于抵抗的无知，将使治疗难上加难。

心理治疗有什么副作用

世界上没有只有治疗作用而没有副作用的疗法，心理治疗当然也不会例外。

心理治疗的副作用，体现在以下三个方面，一是使患者停滞不前；二是使患者的病情加重；三是使患者增加了新的问题。

最常见的副作用，是使患者停滞不前。比如，一个依赖型的患者，把依赖的模式转移到医生身上，而这个医生没有察觉，下意识地在满足和鼓励患者的依赖模式，这将导致患者的依赖模式难以解决，治疗当然就会停滞不前了。还有的患者心理问题的核心是被动、习惯于接受别人的控制，如果恰好遇到一个习惯于控制别人的治疗师，患者和治疗师会形成"控制－接受控制"的病态同盟。这样的关系表面上似乎非常舒适，但是，患者的根本问题并没有得到解决，患者的人格没有得到发育和成熟。

第二种可能出现的副作用，是加重患者的病情。这样的情况，是非常少见的。通常发生在边缘型人格障碍的心理治疗。由于这些患者的心理防御机制比较脆弱，如果治疗强度过重，会使患者的防御机制崩溃，使病情一过性地加重。还有个别患者，存在着隐蔽很深的自虐心理，将心理治疗视为自虐的工具。这样的人，心理治疗在表面上越成功，他的受虐心理越得到满足，病情也就越重、越顽固。

第三种可能发生的副作用，是制造新的问题。这样的情况，是非常罕见的。它通常发生在一个非常变态的医生和一个心理上非常幼稚的患者之间，是以医患双方严重的施虐受虐心理为基础的。这种情况似乎只是在西方的心理片中可以领略得到。

心理治疗的副作用，主要是来自于医生的不成熟。好在心理治疗是一种"自纠"过程，患者会本能地退出这样的治疗。而且，对心理医生督导制度的产生，也可以一定程度地避免心理治疗的副作用。所以，心理治疗和其他治疗比起来，还是属于安全度比较高的治疗，不必过分担心。

心理疾病治疗的常见误区

在诊治心理疾病的过程中，有很多病症之所以治不好，是因为患者陷入了某些误区。

最常见的误区是病人一味地去寻求特效疗法，什么特效药呀、什么高级仪器呀、什么外国疗法呀，凡是媒体上宣传过的，都要匆匆忙忙地试一试，而每种疗法又都是浅尝辄止，忽视了调动患者本人的内在潜力和能动性。而调动患者本人的内在潜力和能动性，恰恰是心理治疗的核心，也是治疗取得疗效的根本原因。如果忽视了核心和根本，治疗当然不会取得成功。

第二种常见误区，是病人在心理治疗过程中，颠倒了医生和病人间的主次关系。心理疾病的诊疗与一般疾病的一个显著区别在于患者是治疗的主体，医生是辅体。如果把心理疾病的治疗比做一次心灵手术的话，那么最合适、最理想的手术者并非心理医生，而是心理疾病患者本人。心理医生只是手术的助手和顾问，绝不能越俎代庖，否则，只会拔苗助长。

第三种常见误区，是病人对于治疗的难度和所需时间估计不足。据研究，任何心理疾病的产生，都有病态性格做基础，性格基础不动摇，心理疾病的症状也将难以根除。而性格是在五岁以前的铸型作用下形成的，五岁以后就基本定型，一旦定型，终生难以改变。我国的谚语里也有"江山易改，秉性难移"的说法。可见，心理病的诊治原本就是艰难而漫长的。对此缺乏认识和没有足够的准备，陷入急于求成的误区，治疗就容易失败。

人们的心理危机

随着社会的发展，生活和工作节奏的加快，人们面临的心理压力越来越大，几乎每个人都有不同程度的心理问题。

一、什么是心理危机

心理危机，可以指心理状态的严重失调，心理矛盾激烈冲突难以解决，也可以指精神面临崩溃或精神失常，还可以指发生心理障碍。

典型的心理危机具有以下几种：

1. 遭遇重大心理压力的生活事件。

2. 患者出现一些不适，但都构不成精神病的程度，不符合任何精神病的诊断。

3. 依靠个人的能力无法应付或适应。

4. 产生极大的心理痛苦。

人的一生中，每一个阶段都会出现危机，每个人都会遇到不同的危机。年轻人一般会遇到诸如恋爱婚姻、工作职业、人际关系、环境适应方面的危机。而老年人则有以精神、躯体疾病为主的危机。

当一个人出现心理危机时，当事人可能及时察觉，也有可能毫无察觉。一个自以为遵守某种习惯行为模式的人，也有可能潜藏着心理危机。染有严重不良瘾癖的人，常常潜伏着心理危机。当戒除瘾癖时，心理危机便会暴露无遗。

心理危机的表现形式很多，现举下例加以说明。

冯艳，32 岁，一家音像公司的老板，生意场上的女强人。商场如战场，整天打打杀杀的，稍有不慎，就会有闪失，所以她的工作压力很大。每天清晨起来，都会担心这一天会不会有什么不好的事情发生。她每天工作十几个小时，也不敢休息。生怕一休息，倒霉的事情就会发生。她一天到晚神经都绷得特别紧，觉得自己的神经马上就要崩断了。

小张，21 岁，某大学学生，因与男朋友在校外同居被老师发现，给予了处分。她觉着面子上过不去，老师和同学都用异样的眼光看自己。她还担心学校把这件事告诉父母，觉得活着没脸见人了。

林娇，34 岁，家庭主妇。丈夫生意做大后，整天花天酒地，还在外面包了二奶。她对婚姻产生危机感，认为自己随时都有可能成为弃妇，想把丈夫和第三者杀死。

许多人在工作、学习和生活中遇到困难、挫折或重大的刺激后，他们在用以往应付问题的方法失败后，就会出现心理失衡，产生悲观、烦恼、焦虑、抑郁、孤独等消极情绪及行为紊乱等，甚至产生了自杀或他杀的念头。据专家分析，有了心理危机，如果得不到及时的治疗，轻则导致神经衰弱，重则会患上抑郁症或精神错乱。

一般来说，心理危机每个人、每个阶段、每个年龄层都有，只不过有的人能顺利度过，有的却成了解不开的千千结。有资料表明，心理危机男人比女人多，年轻的比年纪大的多，接受中等教育水平的多，职业以工人、职员、学生、干部、管理人员、科技人员、教师、医务工作者和无固定职业人居多，未婚的比已婚的多。

二、应对方法

首先，能不能克服心理危机，取决于一个人的自信心。其次，在个人无法应对的时候，要积极地寻求帮助。再次，危机干预可以帮助人们进行"人格塑造"，帮助人们恢复自信，从而利用个人的智慧和信心改造心理缺陷，发挥自己的潜能。一个人在心理失衡的情况下，如果有一些专门的机构和专业人员干预，倾听他们的诉说，及时地帮他们拂去阴影，情况就大不相同。苦闷的心情会变得开朗；觉着生命没有意义的大多会更加珍惜自己的生命。

什么是变态心理

人的心理是人脑对客观现实的主观、能动的反映，任何心理的产生都不能脱离社会实践基础。

变态心理又称为异常心理，它与病理心理可作同义语看待。在心理学上，判断人的心理是否变态，常用心理障碍的程度加以区别，当然不能缺少专家的鉴定。对于严重的心理障碍和整体的心理活动瓦解者，常采用医学模式治疗，使用"精神病"之术语；对于轻度心理障碍，如给工作、学习和生活带来影响但自知有毛病者，则采用心理或行为校正的模式解决问题。"心理障碍"这一术语，一般包括神经症和人格障碍，而这两种情况统称为"变态"。

例如：一个青年人，有谈恋爱和结婚的欲望，这是正常心理。如果这个青年认为恋爱和婚姻是他所不能接受的，那么其行为就是变态心理的反映。当然，变态心理也有程度上的差异。一个抱独身主义的青年，从心理学的角度来说是变态的，但其行为并不构成对他人的威胁，因此这种行为不涉及能力问题。反之，一个不愿或不能结婚但出现露阴癖的人，同属于变态心理，由于其行为违反了社会公认的准则，就应负一定的责任。

所以，对于变态心理的理解以及正常心理的划分，一定要根据实际情况加以分析和确定，而不能简单地下结论。

第七章　常见的心理问题

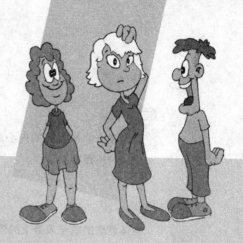

竞争心理

竞争可以克服惰性，促进社会的进步和发展，但也要合理地控制自己的竞争心理，将它保持在适当的范围内。

完美主义心理

完美主义者希望所有的事情都能按他所设想的时间表完成，甚至包括做爱。

挫折心理

我们所有人，现在或过去，都不免在某件事上失败，使我们焦躁不安、失去安全感。

嫉妒心理

嫉妒是痛苦的制造者，在各种心理问题中是对人伤害最严重的，可以称得上是心灵上的恶性肿瘤。

愤怒心理

不要被愤怒蒙住了眼睛，不妨看看愤怒背后你的那些欲望是什么。

自卑心理

自卑是缺乏魅力的表现，也是衰老的催化剂。

顺从心理

如果你不能将自己的内心表现出来，那么这些不被表现出来的东西将摧毁你。

依赖心理

身体健康的成年人身上的依赖性，显然是病态的。

侥幸心理

对付侥幸心理最重要的方式，就是脚踏实地、面对现实。

虚荣心理

虚荣之心，人皆有之，但打肿脸充胖子却没有必要。

浮躁心理

很多人每天忙忙碌碌地紧盯着眼前的小利却忘了自己的本分；还有一些人这山看着那山高，牢骚满腹、见异思迁、虚度光阴。

报复心理

报复心理就像潜藏的癌细胞，一旦超过正常的心理比例，就会对人造成伤害。

竞争心理

竞争可以克服惰性，促进社会的进步和发展，但也要合理地控制自己的竞争心理，将它保持在适当的范围内。

从李建平到职任经理助理的第一天开始，刘刚就对他没有好感，十分戒备。他敏锐地感到个人能力强、学历又高的李建平的到任对自己是个巨大的威胁。于是，刘刚为了保住现在的职位，自恃在公司的老资格，便经常在老板面前说李建平的坏话，比如"李建平交了不止一个女朋友""李建平经常拿公款请人吃饭"等。李建平尽管心中十分生气，但很有涵养的他并没有与刘刚发生正面冲突。反而老板开始反感刘刚的为人，而李建平请人吃饭的事是公司的安排。半年后，李建平正式被公司委派做办事处经理，而刘刚被降职。刘刚一气之下辞了职。这都是由于刘刚不健康的竞争心理造成的。

一、抱有竞争心理的人的心理特点

1. 争强好胜，不甘人后。
2. 完美主义，对自己要求严格。
3. 不满足于现状，老是感到没达到自己的要求。
4. 不允许自己失败，将失败看成无能的表现和惩罚。
5. 不自信，将竞争胜利当做实现自我价值的惟一途径。

所以，有这种心理的人表现得极度的争强好胜，工作积极努力，但遇到挫折或失败时容易发怒，责怪别人或自怨自艾，甚至用贬低别人或其他不正当的手段来达到目的。

二、怎么调整心态

1. 正确认识竞争

对于每个人来说，竞争促使人们充分调动生理和体力上的潜能，不断取得精神上和心理上的满足。但是，竞争也容易使人在长期的紧张生活中产生焦虑，表现出神经质、身心疲惫等问题。

2. 正确面对竞争

我们知道，有竞争就会有输赢，就会产生成功者和失败者。试想，一个人不承受多次失败，缺少不甘落后的进取精神，没有顽强的毅力和百折不挠的气概，缺乏良好的心理承受能力，很难设想他会获得成功。

3. 重新看待成功

成功是向自己的能力挑战并最终取胜，而不是向别人挑战。要看到比起昨天，自己进步了多少，不要盲目与别人竞争。

4. 正确面对失败

每个人都会碰到各种各样的不如意，失败是每个人都在所难免的事情。伟人只不过是善于总结失败经验，慢慢取得了成功。所以，不必把失败看得特别严重。更不要有"只许成功，不许失败"的想法。把失败当成一个学习的机会。失败会带来焦虑和沮丧，在挫折面前应该理智，自觉进行情绪调控，摆脱负面情绪，迅速转移心境，可以用听音乐、打球、跳舞、下棋等活动转移和宣泄心理压力。

5. 正确评价自己

对自己要有一个客观的、恰如其分的评估，努力缩小"理想我"与"现实我"的差距。在制定目标时，既不好高骛远，又不妄自菲薄，要把长远目标和近期目标有机地统一起来，脚踏实地，一步一个脚印地做起，有助于理想的最终实现。

6. 在竞争中要能审时度势，扬长避短

一个人的需求、兴趣和才能是多方面的。"一条道走到黑"的思维方式不见得可取。科学地转移能增加竞争中成功的概率，减少挫折感，这在生活中不乏实例。某公司市场部助理林蕊不久前被提升为秘书室主任，那是因为她平时所做的策划文案都十分精彩。当林蕊得知秘书室主任一职空缺，公司内定人选是打字员林梦时，自信的她便来了个毛遂自荐。总经理一边翻看着林蕊的文案，一边对她一手漂亮的字发出赞叹。考虑之后，终于决定放弃那个长得漂亮但文笔平平的林梦。

7. 快乐的定义

在竞争中取胜，并不是生活中快乐的惟一源泉。家人的关心和爱，孩子的欢声笑语，平静安详的生活，都是快乐。要学会转换思维，不要把职场上的拼杀当成惟一的快乐。

8. 拥有一颗宽容的心

实际上，"成者王侯败者寇"并不适用于竞争激烈的办公室，因为不论胜败如何，大家今后还是要在一起工作。试着让自己拥有一颗宽容的心，让心绪变得平和，使自己能理解别人，这样无论成败你都是英雄。理解、包容自己的对手，看淡结果的得与失，那么你的心会因着这平和而充满着宁静和宽容。在面对你的竞争对手的时候，你也可以微笑着迎接挑战。胜利了，赢得辉煌；失败了，同样美丽。

测测你是要强的人吗？

1. 与人相处时，我总是尽力让他对我产生深刻的印象。
2. 我很少或从未寻求过别人的帮助。
3. 我不顾一切地要获得成功。
4. 别人受到打击时，我会不自觉地感到有点儿幸灾乐祸。
5. 我经常会对别人讲起自己现在和过去的成就。
6. 绝大多数人认为我是一个勤劳的员工。
7. 我很少发自内心地祝贺别人的成功。
8. 我热衷于几乎每一项竞争性活动。
9. 为了让别人知道我在关注他，我经常会指出他犯的一些小错误。
10. 我跟别人的关系仿佛是一场计分的比赛。
11. 如果我没赢，有很长时间会感到比别人更大的痛苦。
12. 我很少暴露自己的弱点。
13. 有些人认为我喜欢打击他。

如果有 10 个或以上的"是"，说明你确实是一个好强的人。

完美主义心理

完美主义者希望所有的事情都能按他所设想的时间表完成，甚至包括做爱。

小赵是一位性格内向，自尊心极强的青年。从小学到大学，他学习成绩一直名列前茅。进入单位以后，他工作认真努力，积极进取，时常加班加点地干活，希望给领导、同事留下好的印象。事实上，大家也都很认可他的努力。可是每次完成任务以后，他却总发现自己有很多不完善的地方、细节上的疏漏或考虑上的不周……这些"过失"像电影中的镜头在他头脑中一遍遍掠过，让他深深地自责。他害怕时间长了以后，大家发现自己的工作其实做得不完美。越是这样，越发紧张，再接到工作以后，他就想做得再完美一点，加班加点地干，可老是达不到他的要求，弄得他整天焦虑不安，工作效率反而下降了。

一、完美主义者的表现

1. 对自己要求苛刻

因为内向和高标准，一件做得很出色的事情，也不能满意，且常归咎于自己，因而常常自惭形秽。

2. 对他人要求严格，挑剔，不留情面

如果完美主义者是一个老板的话，他绝对是一个难伺候的老板。他在挑剔自己的同时，也会让周围的下属感到压力，因为他对下属的要求也十分严格。

3. 善于发现问题

完美主义者更容易注意到一些小的细节问题，并力求改进。他们喜欢寻根问底，不会只满足于看到的事物表象。能发现别人发现不了的问题，并能找到根本的解决办法。

4. 固执己见

完美主义者容易坚持自己的标准，认为别人的标准太过宽松。他们也容易坚持自己的想法，不顾他人的意见。

5. 自律性很强、意志坚定

一旦预见到将来的结果，就会一丝不苟、心无旁骛地去做。他们有长远目标，也只喜欢做与长远密切相关的事。

6. 控制欲望强，喜欢发号施令

完美主义者希望事情都能按他所设想地走下去，达到他的目的。我的一个朋友抱怨她的丈夫，做什么事都要按照他的时间表，包括做爱。

7. 常常感到焦虑，紧张，不满。

8. 完美主义者易患洁癖等强迫症。

二、完美主义者的心理特征

1. 追求完美

这是完美主义者最典型，也是最突出的表现。

2. 自尊心脆弱

他们过分地渴求完美，其实是一种自尊心脆弱的表现，希望借此得到别人的赞同，不惜以苛求自己的方式来达到目的。

3. 控制欲望

如有的男人，不光要求孩子听话，甚至也要求妻子服从。

4. 自视甚高

完美主义者对自己的要求高，来自内心深处想要超过别人的欲望，他们也倾向于认为自己比别人强，所以要求也要高。

5. 有帮助别人的想法

作为"强者"，看到"弱者"，有救世、普度、帮助他人的想法。

6. 类比想法

如将不完美等同于不可爱，不值得爱。

三、调适方法

1. 接受不完美的现实。

现实、亲朋好友，甚至自己都不是完美的，要承认现实，接受现实。

2. 放松对自己的要求

比如，很希望别人肯定你的能力，但因为每次别人赞扬你都会遭到你的反对，别人也就再没兴趣了。那么，记住，当别人赞扬你的时候，请说："谢谢。"另外，完美主义者对计划、秩序、组织有特别的需要。但你切记别过了头，最好把这个本领用在工作上。

3. 增强自信

作为一个悲观的完善主义者，你是最不容易看到自己优点的人。其实，你具备很多优点。

4. 改变认知

即使做错事，也没什么大不了的。

5. 宽以待人

完美主义者是仔细周到的人，但是你不应该总是指出别人的错误，让别人反感或紧张。

挫折心理

我们所有人，现在或过去，都不免在某件事上失败，使我们焦躁不安、失去安全感。

在生活中，成功不仅仅意味着取得胜利，而且包括从失败中奋起的闪光意志。我们每个人身上都存在着一种失败机制，它产生于以往的挫折。这种失败机制的构成要素有：惧怕、怒气、自卑、孤独、无常、不满、空虚。

如果我们被这些失败机制所慑服，我们便会背离正常的生活。因为，我们忽略了自身具备的珍贵财富，即自身固有的成功机制，失败最终吞噬安宁，导致紧张不安、信心丧失殆尽。

一位母亲来到心理门诊，她为25岁女儿的"生活能力差，不会跟人交往，还没找到男朋友"等问题咨询。

专家问，女儿小时第一次削铅笔割破了手，您是否以后每次都替她削好？母亲想了想，点了点头。

专家又问，女儿第一次学游泳灌了几口水，您是否让她从此远离水池？那母亲点头称是。

专家接着说，女儿第一次洗衣服，您是否嫌她洗得不干净而从此不再用她？母亲惊愕地频频点头。

专家又说道，女儿大学毕了业，您又靠自己的关系为她安排好了工作。这位母亲更为惊呆。

专家还问到，女儿开始交男朋友，是不是你一直不放心，要先把他领到家里来，看看他是否老实可靠？还要问清楚那个男人工作如何、经济情况怎么样，看会不会给你的女儿舒服的生活？

那母亲已经开始明白专家这些问题的意思了。她问，我以后该怎么办呢？专家笑道："当女儿在社会上遇到挫折时，您出面替她解决；她结婚时，您为她买好房子；若她下了岗，您再为她找个工作；没有钱时，您给她送去好了。您只有做到底喽！"

母亲懊悔不已，对专家说："现在想办法补救，还来得及吗？"

专家答："为时不晚！年轻人可塑性大，只要您肯给她受挫折的机会，她在失败中才会锻炼得坚忍、成熟。"

在孩子成长的道路上，存在着一个温柔的陷阱，那就是父母的过分溺爱和庇护。孩子被这温柔的陷阱剥夺了犯错误和改正错误的权利，剥夺了经受挫折和失败的权利，这些本是孩子的生活，却让父母替他活了，结果导致孩子心理发育得不成熟。

一、如何面对挫折和失败

如何面对挫折，是一个很重要的问题。有人一蹶不振，但也有人百折不挠，取得了成功。这就涉及一个如何看待挫折及如何应对它的问题。

1. 调整心态

谁都希望人生的路上一帆风顺，但生活总免不了失败。在失败时，我们应该看到，失败孕育着成功。如果遇到挫折和失败时，能较快地从失败的打击中清醒过来，从中吸取教训，认真总结经验，最终必将获得成功。哲学家曾说："人不可能被同一块石头绊倒两次。"看清这块石头，有助于我们以后的路走得更稳。如大家所熟悉的科学家爱迪生，在发明灯泡的过程中，经历了一万多次的失败，才取得成功，造福于人类。俗话说：胜败乃兵家常事。常胜将军是没有的。任何人在一生中不可能总是一帆风顺，事事成功，总会遇到一些挫折和失败。对任何事物，我们都必须做好两种准备，即胜不骄、败不馁。不断吸取和总结经验教训，为最后的成功垫铺台阶。俗话说：失败是成功之母。把失败和挫折看成是成功和胜利的前奏曲，这样就能在跌倒之后爬起来满怀信心地继续前进。当我们战胜挫折，克服困难，最后获得成功时，就会领略到最大的喜悦。所以，我们既要看清挫折的消极性功能，即非建设性反应，更要看清以下几方面的积极作用。

（1）挫折具有成长功能——学会做人

人的一生是适应社会要求的过程，如果适应得好，就觉得舒心和谐；如果不适应，就觉得别扭、失意。而适应就要学会调整自己的动机、追求和行为。一个原来乳臭未干的孩子，根本不知道什么是对、什么是错，正是通过鼓励、制止；允许、反对；奖励、处罚；引导、劝说，甚至体罚与限制，才学得举止行为的适应和得当。应学会在不同环境、不同时间、不同对象、不同规范条件下调整行为。一个孩子如果从小无法无天，而又没有挫折的体验，一旦独立生活，就会到处发生矛盾冲突，很难适应社会环境。失败是通向成功的阶梯。只有当你放弃的时候，才叫真正的失败。失败表示你的计划不够精确完美，因此需要改进，力求无缺点。每失败一次就表示你离成功更近一步。如果你未曾失败，你怎知道你有多成功呢！失败并不表示上帝弃你不顾，而是它有更佳的安排。

当有人问爱迪生为什么能有如此的毅力，克服那么多的失败时，爱迪生回答说："这实在没有什么，我只是相信，每失败一次，我就离成功近了一步。既然是这样，我当然会再接再厉的。"一般的推销员所面临的也是同样的状况，按照平均率而言，推销每失败一次，就表示离下次成交更进一步。推销员只要想通了这一点，就能够继续不断地拜访下去。大家都知道比鲁斯是最负盛名的棒球选手，他所创下的打击纪录使得他成为一位全垒打王，但是很少有人晓得他同时也是一位赔三掷王，是赔三掷次数最多的一位。由此我们可以发现，越成功的人就越有冒险犯难的精神及不断尝试的勇气。所以说，失败是成功之母的确有道理。不过我们千万要记住，失败也可能成为失败之母。如果你不能从失败中找到教训和智慧的话，那么失败就是真的失败。

（2）挫折具有锻炼功能——增强意志力

当代许多年轻人，心理承受能力低，在行为上也常常表现得缺乏忍耐力。这其实并不是他们自身造成的。他们长期生活在被服务的环境里，从进小学到读大学，以致工作选择，都由父母去承受压力、克服困难，自然变得依赖性强，耐挫折力弱。所以，现代青年人的各种体验都不深，包括幸福欢乐都是瞬间感受。其实，生活中许多轻度挫折，都是意志力的"运动场"。当你大汗淋漓地跑完了全程，克服了生活的挫折，就会获得愉快的体验。心理学家把轻度的挫折比作"精神补品",因为每战胜一次挫折,都强化了自身的力量,为下一次应付挫折提供了"精神力量"。

2. 冷静思考

只有身心放松的情况下,人才能理智地思考问题。过度紧张只能使人疲于奔命,或急急忙忙以至于做出错误的决定。中国有一句老话"事不关己,关己则乱",还有一句是"当局者迷,旁观者清"都在告诉人们,遇上事时一定要冷静,冷静,再冷静。您可以试试下面的放松方法。

在一个宁静的与外界隔绝的场所,再次将精神集中在自然的呼吸节奏上,直至你注意到整个身体开始感到舒适和放松。保持这种自然呼吸状态,不要急躁,直到你注意到所经历的松弛水平的变化。一旦你获得了某种松弛感,就可以轻柔地将注意力转到在开始这个心理训练前选择的过去的不幸事件上。简要笼统地回顾一下这个事件。不要将精神集中在它的细节上。尽量保持这种状态,只要全身感到放松与舒适就可以了。在开始体会到紧张时,返回到自然呼吸上并再次将精神集中到身体的舒适感上。然后,再回到过去的不幸经历上。重复这一放松/消极经历/放松的过程,直到你能在将精神集中在不幸事件上的同时仍然感到放松和舒适。

当感到紧张出现,努力使自己放松,提醒自己这个经历已是过去的事,你已经挺过来了,而且自从这件事发生以来你已做了许多好事。将精神集中在这件事的积极层面上。如果你找不到任何别的东西,至少可以想一想你在肉体、心理和事业上挺过来这样一个事实。如果你在身体上受到了那次经历的伤害,回忆一下你本来可能会被伤害得更严重、更持久。如果你在一件重要的事情上或投资活动中失败,你还可以卷土重来和从头开始。换言之,努力发现某个积极因素,即使这样做似乎是幼稚和愚蠢的。不要把任何一件事视为理所当然。

一旦你能将精神集中在以往的不幸经历上而又不感到紧张和不适,就将这种状态保持一段时间,享受全身所体会到的松弛感。

然后,回到普通心理模式上。但要注意的是,如果你觉得难以完成这个练习,经过几次不成功的尝试后应该选择以往的较小的失败事件来完成这个心理练习。然后,在利用这个较小的失败事件成功地完成放松练习后,再返回到现在你认为比较严重的事件上继续完成这个练习。

这可以说是我们要求完成的最困难的心理练习之一。当你成功完成这个练习后，你就不必再惧怕以往痛苦的经历，甚至可以从以往的不幸事件的某些方面获益。

3. 实现一个较小的目标

找到一件你知道能够完成，但出于某种原因，你一直在拖延和回避的事情，开始我们的练习，抽一点儿时间让自己进入丰富自己所需要的情绪中。将精神集中在呼吸上，是改变自我意识的最自然的方法之一。

在意识到放松了的呼吸已使自己产生了一种舒适的内心宁静感后，就将精神集中在从前作为一个想要实现的目标而选定的事情上。然后，想象自己已经实现了这个目标并接触到在内心产生的情感。保持这种想象力，想象这个目标如何使你充实。感受完成了一直想完成的事情后的幸福、自豪和满足。对自己说，是的，这是你的成绩，你能够做到这一点，你对此非常高兴等。

下一步，为在内心"看到"这个目标如何改进了你的状况，继续发挥想象力，你在内心感到更安全，比以往任何时候都更有力、更自豪，而且更自信。要多用些时间使自己倘佯在这些积极的情感中，并像这件事已发生了一样对自己说：我成功了！我为此而高兴、自豪！以及其他类似的话语。

作为一种忠告，我们提醒你，应该选择一个绝对可能实现的目标，尽管困难，尽管有实际的局限性。第一次做练习时，不要使用非常复杂的目标。

我们的第二个忠告与技巧本身有关。如果你发现难以使自己已实现目标这一点视觉化，就利用"内心的电影"看看自己经历为实现目标所需的过程。换言之，要使迈向目标的第一步和如何完成这一步的视觉化，使之栩栩如生。要非常清晰地想象，并尽可能地想到更多的细节，包括你在第一步中所做的每件事和步骤，注意每一个小细节。而且，总要让内心感到舒适，知道这第一步将帮你实现最终的目标。

4. 成功法则与人生格言的激励作用

多参与别人的经历和经验之谈，可以帮助我们树立信心。不妨读一读下面的格言：

我们没人喜欢面对困难和不幸，但聪明的人善于把它当做成长的机会。

人一生是由幸福和悲伤、成功和失败、欢乐和痛苦交织而成。只有当你经受得住成功和失败的考验，才能展示你的真正价值。

要认识到，失败也有其价值，那就是刺激你奋起。只有当你失去信心时，你才真的失败了。

逆境是达到真理的一条通路。

不懂得在痛苦中丰富和提高自己的人，多半是愚蠢和懦弱的。对我们遇到的麻烦和问题，既不能回避，也不要沮丧，而是多想办法，这样才能使自己与智慧结下缘分，成为生活的强者。

生活中的挫折既有不可避免的一面，又有正向和负向功能。既可能使人走向成熟，取得成就，也可能破坏个人的前途，关键在于对挫折怎样认识和采取什么态度。

嫉妒心理

嫉妒是痛苦的制造者，在各种心理问题中是对人伤害最严重的，可以称得上是心灵上的恶性肿瘤。

一、忌妒者的心态

1. 争强好胜。
2. 不能树立正确的目标。
3. 感到对自己的现状不满，爱发牢骚，自我评价低，老感到不如别人。
4. 自恃自己的条件，希望别人不如自己，以此来体现自己的优越感。
5. 感到别人的存在对自己构成了威胁。

二、忌妒心态的自我调适

结合每一个人的实际情况，有意识地提高自己的思想修养水平，是消除和化解嫉妒心理的直接对策。

伯特兰·罗素是 20 世纪声誉卓著、影响深远的思想家之一，1950 年诺贝尔文学奖获得者。他在其《快乐哲学》一书中谈到嫉妒时说："嫉妒尽管是一种罪恶，它的作用尽管可怕，但并非完全是一个恶魔。它的一部分是一种英雄式的痛苦的表现；人们在黑夜里盲目地摸索，也许走向一个更好的归宿，也许只是走向死亡与毁灭。要摆脱这种绝望，寻找康庄大道，文明人必须像他已经扩展了他的大脑一样，扩展他的心胸。他必须学会超越自我，在超越自我的过程中，学得像宇宙万物那样逍遥自在。"

1. 自我宣泄

有时面对生活和事业上的巨大落差或社会的种种不公正现象，人们都难免一时心理失衡和忌妒。这时，要是实在无法化解的话，也可以适当地宣泄一下。这时可以找一个较知心的朋友或亲友，痛痛快快地说个够，出气解恨，暂求心理的平衡，然后由亲友适时地进行一番开导。发泄完以后，你可能就会觉得好受许多。当然，这种方式并不能最终解决忌妒心理，还需要其他方面的调整。

2. 树立正确的人生观

要胸怀大度，宽厚待人。和我们自己一样，每个人都有成功的渴望。我们在自己获得成功时，一定也要尊重别人的成绩和才华。

3. 正确评价竞争

如今社会上竞争无处不在。当看到别人在某些方面超过自己的时候，不要盯着别人的成绩怨恨，更不要企图把别人拉下马，而应采取正当的策略和手段，在"干"字上狠下工夫。

4. 正确评价成功

有了关于成功的正确价值观，就能在别人有成绩时，肯定人家的成绩，并且虚心向对方学习，迎头赶上，以靠自己努力得来的成功为荣。采取正确的比较方法，将人之长比己之短，而不是以己之长比人之短。发现不足，迎头赶上。

5. 正确评价他人的成绩

嫉妒心的产生往往是由于误解引起，即人家取得了成就，便误以为是对自己的否定。其实，一个人的成功是付出了许多的艰辛和巨大的代价。人们给予他赞美、荣誉，并没有损害你，也没有妨碍你去获取成功。

6. 提高心理健康水平

心理健康的人，总是胸怀宽阔，做人做事光明磊落。心胸狭窄的人，才容易产生嫉妒。虚荣心是忌妒产生的重要根源。虚荣心是一种扭曲了的自尊心。自尊心追求的是真实的荣誉，而虚荣心追求的是虚假的荣誉。对于嫉妒心理来说，是要面子，不愿意别人超过自己。以贬低别人来抬高自己，正是一种虚荣，一种空虚心理的需要。所以，克服一份虚荣心就少一分嫉妒。嫉妒心一经产生，就要立即把它打消掉，以免作祟。这种方法，需要靠积极进取，使生活充实起来，以期取得成功。

7. 能客观地评价自己

嫉妒是一种突出自我的表现。无论什么事，首先考虑到的是自身的得失，因而引起一系列的不良后果。所以当嫉妒心理萌发时，或是有一定表现时，要能够积极主动地调整自己的意识和行动，控制自己的动机和感情。这就需要冷静地分析自己的想法和行为，同时客观地评价自己，找出差距和问题。当认清了自己后，再重新审视别人，自然也就能够有所觉悟了。

8. 寻找真正的快乐

我们要善于从生活中寻找真正的快乐。如果一个人总是想：比起别人可能得到的欢乐来，我的那一点儿快乐算得了什么？那么他就会永远陷于痛苦之中，陷于嫉妒之中。快乐是一种情绪心理，嫉妒也是一种情绪心理。何种情绪心理占据主导地位，主要靠自己调整。如果我们能从帮助别人中，从娱乐休闲中，从自然美景中，从甜蜜爱情中，从家庭温暖中找到快乐的话，就不会把伤害别人所得到的那点儿暂时的满足看得那么重要了。

9. 帮助别人成功

这是一个比较高的要求，并非所有的人都能做到这一点。但我们都希望自己的心灵能获得升华，这也是人的一种需要，而且也是对忌妒心理最好的处理。历史上有很多伟人和许多虽然平凡却十分高尚的人为我们做出了榜样。19世纪初，肖邦从波兰流亡到巴黎。当时匈牙利钢琴家李斯特已蜚声乐坛，而肖邦还是一个默默无闻的小人物。然而，李斯特对肖邦的才华却深为赞赏。怎样才能使肖邦在观众面前赢得声誉呢？李斯特想了妙法——那时候在钢琴演奏时，往往要把剧场的灯熄灭，一片黑暗，以便使观众能够聚精会神地听演奏。李斯特坐在钢琴面前，当灯一灭，就悄悄地让肖邦过来代替自己演奏。观众被美妙的钢琴演奏征服了。演奏完毕，灯亮了。人们既为出现了这位钢琴演奏的新星而高兴，又对李斯特推荐新秀深表钦佩。

10. 学会放弃

有时候，别人的成功是基于自己的特色或长处的，而我们在这方面不擅长。这时，我们要学会欣赏别人的长处，而不是非要跟她一样。比如，我们看联欢会时，看到光彩耀眼的歌星，听别人说他们一晚上的收入几十万。这时如果我们因此而寝食难安，老是想着他们的收入，因此感到万分不平衡，以至于影响了正常的生活，就不值得了。

心理学家的观察研究证明，嫉妒心强的人易患心脏病，而且死亡率也高；嫉妒心较少的人群，心脏病的发病率和死亡率均明显低于其他人，只有前者的 1/3 ~ 1/2。此外，如头痛、胃痛、高血压等，易发生于嫉妒心强的人，并且药物的治疗效果也较差。所以，我们一定要放宽心胸，不要和别人，更别和自己过不去。

测测你的忌妒心，回答"是"或"否"。

1. 我经常将自己同别人比较。
2. 我觉得别人的成就、才干或长相没什么了不起的。
3. 当别人遭受挫折时，我有一种幸灾乐祸的感觉。
4. 别人的成功会让我想起自己很不幸。
5. 如果我不喜欢某件事物，我会努力说服别人也跟我持一样的观点。
6. 我渴望打败那些成功人士。
7. 我认为生活是一场竞赛，我想要冲上最高点。
8. 看到别人的成功，我很恼火我自己。
9. 我有时采取一些方式阻碍别人取得成功。
10. 我从来不觉得满足。
11. 我希望比别人拥有更多。
12. 我会多方收集对自己有利的信息。
13. 我会因为不如别人而感到痛苦。
14. 我觉得我不是一个善于忌妒的人。

如果有 10 个或以上的 "是"，说明你确实是一个忌妒心理较重的人。

愤怒心理

不要被愤怒蒙住了眼睛，不妨看看愤怒背后你的那些欲望是什么。

很多血气方刚的小伙子容易发火，往往三两句话不对，或为了一点儿芝麻绿豆大的事情就大打出手，造成十分严重的后果。其实，愤怒是一种很正常的情绪。它本身不是什么问题，但如何表达愤怒则易出问题。有效地表达愤怒会提高我们的自尊感，使我们在自己的生存受到威胁的时候能勇敢地战斗。但对大多数人来说，适当有效地表达愤怒是很困难的。一般来说，我们要么肆无忌惮、漫无目的地发泄愤怒，要么是把愤怒埋在心底，任它发霉、腐烂。暴雨倾盆的愤怒会对别人和自己造成伤害，把我们带离自己原来的目标，但把愤怒强行压制下去也行不通，因为压抑的愤怒不会消失，它会以头痛、抑郁、无缘无故的妒忌等形式表现出来。

一、性情暴躁的表现

1. 情绪不稳定

他们往往容易激动。别人的一点儿友好的表示，他们就会将其视为知己；话不投机，就会怒不可遏，老拳相向。

2. 多疑，不信任他人

暴躁的人往往很敏感，对别人无意识的动作或轻微的失误，都看成是对他们极大的冒犯。

3. 自尊心脆弱

怕被否定，以愤怒作为保护自己的方式。

4. 不安全感

怕失去很多东西，如感情等。

5. 从小受娇惯

一贯任性，不受约束，随心所欲。

6. 以愤怒作为表达情感的方式

有的人从小受到父母的教育模式就是打骂，所以他也学会了将拳头作为表达情绪的惟一方式。甚至有时候，愤怒是表达爱的一种方式。

7. 转移发泄

将别处受到的挫折和不满情绪，发泄在无辜的人身上。

二、克服愤怒的重点

在于理清愤怒的来源，有效地表达它。

1. 认清你想通过愤怒达到什么目的

不要被愤怒蒙住了眼睛，看看愤怒背后你的那些欲望是什么。如果你希望和别人交朋友，而他让你失望，你就扇人家耳光的话，那么你就永远失去了和他亲近的机会。相反，你可以说出你真正的感觉："我很重视我们的友谊，但有些事情威胁到了我们的友谊，这让我很失望。让我们谈谈，一起来解决这个矛盾怎么样？"

2. 不要把不满情绪发泄在无辜的人身上

有这样的可能，我之所以对他愤怒，是因为对他发火比较安全。不要把谁当替罪羊，这样没有任何作用，相反会让你的情绪失控，发完火以后你会后悔莫及。如果你成了别人愤怒的目标和牺牲品，不妨问自己："我一定要接受这个人给我安排的位置吗？我一定要为这种事感到受伤吗？"其他人和你一样也会寻找替罪羊。你可以去做志愿者，但不要做"志愿羊"。即便别人选择了你，也可以避开。不要上钩，不要去打和你没关系、你也赢不到什么的战斗。

3. 找出获得爱和快乐的方法

你的愤怒有些是来自你的基本需要和欲望不能满足，你感到深深地受伤或无助，你想要生活中有更多的快乐和关爱。愤怒并不排除爱、感激等积极情感。你可以深爱某人，为他或她感到怒不可遏，但仍然继续爱着他（她）。实际上，愤怒的产生往往是由于爱得太深。我们常说："爱之深，责之切。"在上述情况下，你需要找出获得爱和快乐的方法，愤怒才会消失。发泄愤怒只会让你更受伤。

4. 不要用愤怒来弥补你的自尊心

你所谓的愤怒，可能是你用来掩饰自己受伤的一种高傲的方式，是你作为人的生存受到了威胁和你的自负受到了伤害时的一种自我保护。但是这种方式不能最终解决问题。为了面子而奋斗，只会让你时常感到失落，失落又会让你感到愤怒。

5. 自信

真正自信的人是不会为了别人小小的事情就认为伤了自己的自尊心。很多时候，愤怒来自我们的不自信和不安全感。比如，我们常常看到小说中某位小姐在大街上看到一个落魄书生，贫病交加，眼看就要死在街头，小姐十分同情他的遭遇，就想把他接回自己家中照顾。没想此书生不领情，十分愤怒，说自己宁可死也不愿受人恩惠。这其实就是书生脆弱的自尊心在作祟。

6. 对自己的愤怒负责

不要给愤怒寻找假、大、空的理由，你需要的是解决问题，不是空洞的胜利。

7. 关注愤怒

学会区分短期的愤怒和长期的怨恨。找个笔记本，记下你在不同情境下对不同人的愤怒程度，并分清自己的愤怒共有多少种类。这会帮助你决定在什么时候、什么情况下表达愤怒，表达什么样的愤怒，如何表达愤怒。

8. 真诚、负责地表达你的愤怒，不要用暴力的方式

暴力只会带来更多的愤怒、伤害和复仇，无论是口头的还是躯体的攻击都不会熄灭怒火。告诉别人是什么让你感到愤怒或受伤害，告诉他们你真正希望他们做的是什么。以不攻击的方式，将不满表达出来，与其说"你错了，你简直离谱"，不如说"我觉得受伤，你的所作所为没有考虑到我的需要"。

9. 将愤怒暂时搁置

愤怒的时候从 1 数到 10。愤怒的时候写一封信，可以写给你发火的对象，也可以写给报刊、杂志或领导。这封信写得越详细越好，把这封信放一天再读一遍，再考虑是否真值得发火。愤怒时先别去想这件事，过一段时间再想，替这些情绪找到出口。体育锻炼是一种很好的释放方式，慢跑、打球、在没人的地方大喊大叫等都可以。

10. 不要压抑自己

不要假装你没有愤怒，不要通过否认愤怒来麻醉自己。压抑自己不会让你得到你想要的，只会让你感到迷惑、内疚和抑郁。生气是真实的情绪，但情绪和情绪表达则是两回事。当一个人一直压抑怒气时，迟早会如同水库溃堤。因此与其压抑，不如学会缓解。

11. 对事不对人

说"这件事情真的让我很生气"是针对事件，说"你这混蛋，怎么做出这种事情"就是针对人了。

12. 总结经验教训

愤怒之后，试着去了解是什么原因让你愤怒，并把你的想法告诉另一个人。一个中立的倾听者能帮你理清情绪，认清目标。

13. 勇于认错

不要因为一时愤怒造成了不好的结果而指责自己。如果是你的错，就拿出你发泄愤怒时的勇气来，去道歉，求得别人的谅解。

14. 站在"肇事者"的立场想

为他寻找合理的理由，告诉自己"那个找我麻烦的家伙搞不好遇上了什么烦恼，日子不好过"。

15. 宽恕

借着宽恕，会让你深深觉得，爱才是人际关系的主宰。

16. 吸取教训

愤怒是一次学习的机会。通过了解自己愤怒的来源，我们可以把愤怒的能量转化为建设的动力。在平时注意那些让你烦闷的情境，不要让环境影响了你的心情，使你愤怒起来。

自测：你是性格暴躁的人吗？回答"是"或"否"。

1. 从感情的角度来讲，我情绪不稳定。

2. 我有较强的报复心理。

3. 我比较不相信别人，有点儿疑心重。

4. 我比较容易注意别人的缺点。

5. 别人很容易激怒我。

6. 我有时觉得自己的情绪好像一颗定时炸弹。

7. 有人说我很粗鲁。

8. 很多人说我不理解别人。

9. 我很容易发怒。

10. 当事情不按我的方式进行时，我就会生气。

11. 我生气时，有时会干出自己也不相信的事情来。

12. 我有时会在公众场合发脾气。

13. 别人觉得我的脾气不容易捉摸。

如果有 10 个或以上的"是"，说明你确实是一个脾气暴躁的人。

自卑心理

自卑是缺乏魅力的表现，也是衰老的催化剂。

自卑，就是轻视自己，看不起自己。自卑心理严重的人，并不一定就是他本人具有某种缺陷或短处，而是不能悦意容纳自己，自惭形秽，常把自己放在低人一等，不被自己喜欢，进而演绎成别人看不起的位置，并由此陷入不可自拔的境地。

自卑的人心情低沉，郁郁寡欢，常因害怕别人瞧不起自己而不愿与别人来往，只想与人疏远，缺少朋友，甚至自疚、自责、自罪。他们做事缺乏信心，没有自信，优柔寡断，毫无竞争意识，享受不到成功的喜悦和欢乐，因而感到疲惫、心灰意懒。

由于自卑的大脑皮层长期处于抑制状态，中枢神经系统处于麻木状态，体内各器官的生理功能相应得不到充分的调动，不能发挥各自应有的作用。同时，分泌系统的功能也因此失去常态，有害的激素随之分泌增多；免疫系统失去灵性，抗病能力下降，从而使人的生理过程发生改变，出现各种病症，如头痛、乏力、焦虑、反应迟钝、记忆力减退、食欲不振、性功能低下等，这些表现都是衰老的征兆所在。

可见，自卑的心理就是促使一个人在人生道路上常走下坡路，加速自身衰老的催化剂。因此，希望健康的人如果想要防止早衰，就应摒弃自卑心理，客观地分析自我、认识自我、热爱自我，树立起生活的勇气。

一、自卑心理的特点

有些人总是背负着沉重的情感包袱，他们是生活的失败者。这些人一遇到不顺利的事情就怨天尤人，对自己的未来总是充满了失望的情绪。下面这些想法是失败者的典型思维。

1. 消极地看待问题，凡事总往坏处想

失败者最难忘怀的便是失望和厄运。他们整天想着消极的事情，谈了又谈，算了又算，而且牢牢地记着，准备将来还要谈这些事情。

2. 多疑

对别人和自己的信心都不足。"别干这件事。恐怕这件事对你来说太吃力了，会把你搞垮的。""肯定我要迷路，再也找不到那个地方了。"

3. 高兴不起来

如果你对于生活前景的看法是消极的，你就不可能快乐。对于情绪消极的失败者来说，几乎没有欢笑愉快的经历。他们把现时可能享受的欢乐也失去了，因为他们还在回味昨日不愉快的记忆，沉溺于今日唤起的痛苦之中。"失败者怎么可能得到欢乐呢？肯定是不可能的。"在我们成长的过程中，家庭是我们第一个课堂，父母亲是我们的第一副样板、第一任老师。他们反复播放的"情感磁带"便是我们仿效的模范。如果他们播放的是消极的节目，我们便养成了根深蒂固的消极模式。由于早期受到这种熏染，我们长大后也不太可能过得快活。只有在摆脱这种影响之后，才能品味到生活中可能得到的报偿。

4. 老是想扫兴的事

看到别人热情地去做某件事，觉得不可思议。他们把前途看得一片黯淡，连气都透不过来，于是把所有的气氛都破坏了。失败者不管做什么事情，总是处处碰上他们自己设下的牢笼，处处都应验了他们自己所说的话。

5. 不愿意尝试新事物

不愿意改变现状，对新事物抱怀疑态度，不肯尝试。

6. 总是自责和自怨自艾

"什么事情出了毛病都是我被责备。""我们家的问题就是谁也从来不为我考虑。"

7. 希望得到帮助或机会，又觉得没有这样的好事

如"在这个城市里，要碰见一个好人是不可能的。"

8. 意志消沉

失败者的意志是消沉的，他们心情沉重的原因之一是"背负情感包袱"。把没有解决的老问题、旧矛盾背在身上，天天翻来覆去地叨念那些烦恼事情。

长期被自卑情绪笼罩的人，一方面感到自己处处不如人，一方面又害怕别人瞧不起自己，逐渐形成了敏感多疑、多愁善感、胆小孤僻等不良的个性特征。自卑使他们不敢主动与人交往，不敢在公共场合发言，消极应付工作和学习，不思进取。因为自认为是弱者，所以无意争取成功，只是被动服从并尽力逃避责任。

二、自卑产生的原因

1. 曾经有过的经历

通常，自卑感强的人往往有过某一特别严酷的经历，有过心理创伤。如有个学生，在整个小学期间的成绩都很差，但四年级前完全无忧无虑，然而后来发生的一件事，却使他难以忘却。那天他与同学正兴致勃勃地踢足球，此时有位成绩优良的同班同学故意捣蛋，他对此提出抗议，并据理驳倒了对方。可对方竟大吵大骂起来。这时有位任课老师正经过此地，将他们劝解开了，但老师一味训他，反倒安慰那个同学，并冲着他说："不好好读书，只知道玩！"过去，他不怎么介意学习不好的问题，这时他意识到问题的严重性，并由此产生自卑感。人之所以会产生自卑心理，绝大部分是由于儿童时代所受的创伤引发。成年时代产生自卑也大有人在，但是儿童时代所受创伤造成的自卑感持续时间最长，影响最大，克服起来也最不容易。如父母或其他成人经常打骂、训斥孩子，数落孩子的缺点等，这些都会在孩子幼小的心灵里留下影响其健康发展的阴影。但是，自卑心理在儿童身上并不十分明显，而在青少年当中却相当普遍。这是因为，进入青春期以后，人的自我意识发展得很快，青少年开始独立地观察、分析社会，用自己的观点评价他人，也极其重视他

人对自己的评价，非常关心"我"在别人心目中的形象。青少年开始重新审视自己，用挑剔的眼光寻求自己的不足，并常常将其夸大。每个人都在自己心目中塑造了一个理想的、完美的自我形象，越是希望向"他"靠拢，越是发现理想与现实的差距，于是暗自滋生不满、失望和悲观。同时，如果儿童时代曾有过创伤，这时会愈加强烈地浮现出来，一并合成而加剧了自卑。

2. 个人的性格特点

同样的心理创伤，并非所有的人都会产生自卑感，因为心理创伤并不是完全起因于外部的刺激，而还有其主观原因——性格。自卑感较强的人一般具有以下几种性格特征：小心、内向、孤独、偏见以及完美主义。

3. 出人头地的想法

现代社会"出人头地"的风气越来越盛行，这也是造成某些人自卑感的重要原因，自卑感往往就在类似入学考试、录用面试、体育比赛等比试优劣的场合产生。

三、自卑的弊端

自卑的人，总哀叹事事不如意，老拿自己的弱点比别人的优点，越比越气馁，甚至比到自己无立足之地。有的人在旁人面前就脸红耳赤，说不出话；有的人遇上重要的会面就口吃结巴；有的人认为大家都欺负自己因而厌恶他人。因此，若对自卑感处置不妥，无法解脱，将会使人消沉，甚至走上邪路，堕入犯罪的深渊或走上自杀的道路。不良少年为了逃避自卑感会加入不良集团。与此同时，长期被自卑感笼罩的人，不仅自己的心理活动失去平衡，而且生理上也会引起变化，最敏感的是心血管系统和消化系统，将会受到损害。生理上的变化反过来又影响心理变化，加重人的自卑心理。

自卑，是个人对自己不恰当的认识，是一种自己瞧不起自己的消极心理。在自卑心理的作用下，遇到困难、挫折时往往会出现焦虑、泄气、失望、颓丧的情感反应。一个人如果做了自卑的俘虏，不仅会影响身心健康，还会使聪明才智和创造能力得不到发挥，使人觉得自己难有作为，生活没有意义。所以，克服自卑心理是一个重要的心理健康问题。

怎样才能从自卑的束缚下解脱出来呢？

1. 认清自己的想法

有时候，问题的关键是我们的想法，而不是我们想什么事情。人的自卑心理来源于心理上的一种消极的自我暗示，即"我不行"。正如哲学家斯宾诺莎所说："由于痛苦而将自己看得太低就是自卑。"这也就是我们平常说的，自己看不起自己。悲观者往往会有抑郁的表现，他们的思维方式也是一样的。所以先要改变带着墨镜看问题的习惯，这样才能看到事情明亮的一面。

2. 放松心情

努力地放松心情，不要想不愉快的事情。或许你会发现事情真的没有原来想得那么严重，会有一种豁然开朗的感觉。

3. 幽默

学会用幽默的眼光看事情，轻松一笑，你会觉得其实很多事情都很有趣。

4. 与乐观的人交往

与乐观的人交往，他们看问题的角度和方式，会在不知不觉中感染你。

5. 尝试一点儿改变

先做一点儿小的尝试。比如换个发型，画个淡妆，买件以前不敢尝试的比较时髦的衣服……看着镜子中的自己，你会觉得心情大不一样，原来自己还有这样一面。

6. 寻求他人的帮助

寻求他人的帮助并不是无能的表现，有时候当局者迷，当我们在悲观的泥潭中拔不出来的时候，可以让别人帮忙分析一下，换一种思考方式，有时看到的东西就大不一样。

7. 增强信心

因为只有自己相信自己，乐观向上，对前途充满信心并积极进取，才是消除自卑、促进成功的最有效的补偿方法。悲观者缺乏的往往不是能力，而是自信。他们往往低估了自己的实力，认为自己做不来。记住一句话：你说行就行。事情摆在面前时，如果你的第一反应是我行，我能够，那么你就会付出自己最大的努力去面对它。同时，你知道这样继续下去的结果是那么诱人，当你全身心投入之后，最后会发现你真的做到了。反之，如果认为自己不行，自己的行为就会受到这念头的影响，从而失去太多本该珍惜的好机会。因为你一开始就认为自己不行，最终失败了也会为自己找到合理的借口："瞧，当初我就是这么想的，果然不出我所料！"

8. 正确认识自己

对过去的成绩要做分析。自我评价不宜过高，要认识自己的缺点和弱点。充分认识自己的能力、素质和心理特点，要有实事求是的态度，不夸大自己的缺点，也不抹杀自己的长处，这样才能确立恰当的追求目标。特别要注意对缺陷的弥补和优点的发扬，将自卑的压力变为发挥优势的动力，从自卑中超越。

9. 客观、全面地看待事物

具有自卑心理的人，总是过多地看重自己不利和消极的一面，看不到有利、积极的一面，缺乏客观、全面地分析事物的能力和信心。这就要求我们努力提高自己透过现象抓本质的能力，客观地分析对自己有利和不利的因素，尤其要看到自己的长处和潜力，而不是嗟叹、妄自菲薄。

10. 积极与人交往

不要总认为别人看不起你而离群索居。你自己瞧得起自己，别人也不会轻易小看你。能不能从良好的人际关系中得到激励，关键还在自己。要有意识地在与周围人的交往中学习别人的长处，发挥自己的优点，多从群体活动中培养自己的能力，这样可预防因孤陋寡闻而产生的畏缩躲闪的自卑感。

11. 在积极进取中弥补自身的不足

有自卑心理的人大都比较敏感，容易接受外界的消极暗示，从而愈发陷入自卑中不能自拔。如果能正确对待自身缺点，把压力变动力，奋发向上，就会取得一定的成绩和成功，从而增强自信、摆脱自卑。

你是悲观消极的人吗？

1. 听到好消息，我心中总有另外一些事情，使这个好消息变得不那么重要。

2. 一个物品，我总认为"如果它还将就能用，就不要去修它"。

3. 对任何事情，我总是先看到坏的一面。

4. 我对事物经常抱有"为什么要去试"的想法。

5. 我对自己一直很不满意。

6. 我总是做最坏的打算。

7. 别人认为我是一个悲观主义者。

8. 这些年来，我的变化不大。

9. 我常说的话有，"这是不可能的""这是不会发生的""没办法"。

10. 我对很多事没有兴趣。

11. 看到别人兴高采烈地去做某件事，我觉得难以理解。

12. 我喜欢安静的气氛和人少的地方。

13. 我对吵闹特别敏感。

如果有 10 个或以上的"是"，说明你确实是一个比较悲观的人。

顺从心理

如果你不能将自己的内心表现出来，那么这些不被表现出来的东西将摧毁你。

儿童天生会生气，这是健康的表现，也是一种抗争反应。当父母对孩子不好或在情感上无意地忽视孩子时，孩子会用哭泣表示愤怒。但是有的父母会压抑孩子合理的愤怒。对孩子说，"别哭""不要大吵大闹"，甚至嫌他烦，打他一顿。孩子在很小的时候就学会了压抑自己合理的愤怒，长大后就会表现得十分顺从，不敢反抗。当然，顺从心理的产生还有各种各样的原因。但是，过分顺从确实是一种不成熟的表现。

一、顺从心理的表现及心理机制

1. 避免冲突。

2. 过于依赖。

3. 不敢发怒，怕受惩罚或失去依靠。

4. 随波逐流，是非观念模糊。

5. 不敢或不愿意做决定，不能对自己负责。

6. 经常自责。

7. 取悦他人，希望靠顺从能够得到他人的认可。

8. 缺乏社交技巧。

9. 缺乏完善的自我定义和界限。

10. 有时有爆发性的情绪发作。

二、顺从心理者的自我完善

1. 正确定义自我。

2. 自信。要相信自己的能力，学会在各种活动中自我提示，我并非弱者，我并不比别人差，别人能做到的我经过努力也能做到。认准了的事就要坚持干下去，争取成功。不断的成功又能使人看到自己的力量，变自卑为自信。

3. 对自己负责。

4. 不要害怕愤怒。回想上次你暴怒的时候，世界毁灭了吗？愤怒本身并不是有害的——你的愤怒不会杀人，他人的愤怒也杀不了你。只有我们固执地坚持用那些有害的方式表达愤怒时，愤怒才能造成悲剧。

5. 表达自己的不满和愤怒。愤怒是我们感觉受到威胁和伤害时的一种正常反应。愤怒受到压抑，致使从温和的焦虑心态发展到癫狂甚至无名的暴怒等神经激动的各种症状。当愤怒转向内心时，也可能产生内疚、自卑或自杀念头。所以，要将愤怒适当地宣泄出来。

你是一个过度顺从的人吗？回答"是"或"否"。

1. 不管别人怎么说，我都觉得有道理。

2. 不管别人怎么说，我都能容忍。

3. 我认为和别人保持一样很重要。

4. 我不知道如何说"不"。

5. 答应别人做某件事后，我常常不能实现诺言。

6. 我从来不自己拿主意。

7. 我宁可吃亏，也会尽量避免和别人冲突。

8. 我常常觉得是我的错。

9. 不论别人说什么，我都同意。

10. 我希望得到别人的认可。

11. 我经常认为自己不能被别人接受。

12. 为了让别人接受我，我可以做一些改变。

13. 我有时也会很生气，但不知道该怎么办。

14. 别人交给我做不喜欢的工作，我也会接下来，但自己回来后会很生气。

如果有 10 个或以上的"是"，说明你确实是一个习惯于顺从的人。

依赖心理

身体健康的成年人身上的依赖性，显然是病态的。

依赖性的定义：在不能确知自己是否被另一个人深深关怀的情况下，无法体验完整或无法正常行动的行为。身体健康的成年人身上的依赖性，是病态的。

在幼儿园里，我们通常可以发现有那么几位孩子，每次家长带他们到幼儿园时总要哭闹一场，痛苦得犹如生离死别。在学校里，也有恋家特别严重以至于无法住集体宿舍的学生，这些孩子对家长有着过分依赖。许多家长过分迁就孩子，孩子也乐得完全依赖父母，父母一不在身边，便会手足无措，大哭大闹。久而久之，这样的孩子就会形成依赖型人格。

生活中还有一些人，他们非常要好，几乎到了形影不离的程度。仔细观察一下，我们可以发现在这亲密关系中，有一方可能具有依赖型人格。精神分析心理学家霍妮曾描述："他对温情和赞赏有明显的要求，尤其需要一位'伙伴'。即是说，一个朋友、一位情人、一个丈夫或一个妻子。总之，后者能够满足患者对生活的一切希望，能帮助患者决定善与恶，替患者稳操胜券。这些需要具有一切神经症趋势所共有的特点，它们是强迫性的、盲目的、受挫后便产生焦虑或变得颓废。"

一、依赖型人格的诊断标准

在《心理障碍的诊断与统计手册》中，定义依赖型人格的特征为：

1. 在没有从他人处得到大量的建议和保证之前，对日常事物不能作出决策。

2. 无助感，让别人为自己作大多数的重要决定，如在何处生活，该选择什么职业等。

3. 被遗弃感。明知他人错了，也随声附和，因为害怕被别人遗弃。

4. 无独立性，很难单独展开计划或做事。

5. 过度容忍，为讨好他人甘愿做低下的或自己不愿做的事。

6. 独处时有不适和无助感或竭尽全力以逃避孤独。

7. 当亲密的关系中止时，感到无助或崩溃。

8. 经常被遭人遗弃的念头所折磨。

9. 很容易因未得到赞许或遭到批评而受到伤害。

只要满足上述特征中的 5 项，即可诊断为依赖型人格。

二、依赖心理的特点

1. 依赖习惯

深感自己软弱无助，当要自己拿主意时，便感到一筹莫展，像一只迷失了港湾的小船，又像失去教母的灰姑娘。

2. 恐惧心理

害怕自己做决定。

3. 不安全感

依赖型人格对亲近与归属有过分的渴求，这种渴求是强迫的、盲目的、非理性的，与真实的感情无关。依赖型的人宁愿放弃自己的个人趣味、人生观，只要他能找到一座靠山，时刻得到别人对他的温情就心满意足了。依赖型人格的这种处世方式使得他越来越懒惰、脆弱，缺乏自主性。

4. 不成熟

理所当然地认为别人比他优秀，比他有吸引力，比他有智慧，比他教养好，比他高明。

5. 危机感

没有了他人的指导、支持，就觉得无助，甚至活不下去。

6. 不自信

无意识地倾向于以别人对他的看法来评价自己。

7. 压抑感

由于处处委曲求全，依赖型人格者会产生越来越多的压抑感。这种压抑感阻止他为自己干点儿什么或有什么个人爱好。

8. 潜在的进攻性

依赖型人格者有强烈的进攻性冲动，只是这种冲动被压抑了。他过分依赖他人，实际上在内心深处有强烈操纵他人的欲望。这些矛盾冲突在患者不能得到自己渴望的一切时，会导致强烈的焦虑。

生活中这样的例子屡见不鲜，有一个家喻户晓的民间故事极具代表性。有一对夫妇晚年得子，十分高兴，把儿子视为掌上明珠，捧在手上怕飞，含在口里怕化，什么事都不让他干，儿子长大以后连基本的生活都不能自理。一天，夫妇要出远门，怕儿子饿死，于是想了一个办法，烙了一张大饼，套在儿子的颈上，告诉他想吃时就咬一口。等他们回到家里时，儿子已经饿死了。原来他只知道吃颈前面的饼，不知道把后面的饼转过来吃。

有人认为，"依赖是爱的表现。"当一个人因为遭到情人拒绝或离异而万分沮丧想自杀时，这人会说："我不想活了，没有我丈夫（妻子、女朋友、男朋友）我活不下去，我那么爱他（或她）。"心理医生会说："你弄错了，你并不爱你丈夫（妻子、女朋友、男朋友）。"她（他）听了愤怒地问："你这是什么意思？我不是刚刚告诉你，我没有他（她）活不下去吗？"心理医生解释说："你所描述的只是寄生现象，不是爱。当你要依靠另一个人才能活下去时，你就成了那个人身上的寄生物。在你们的关系里没有选择，没有自由。爱意味着自由选择。只有两个人没有对方也能生活下去，但他们却选择了共同生活在一起时才是相爱。"

三、依赖心理的克服

1. 增加自信

依赖型的人主要是缺乏自信，自我意识十分缺乏，这与童年期的不良教育在心中留下的自卑印迹有关。你现在努力回忆童年时，长辈、朋友对自己说过的具有不良影响的言语。"你真笨，什么也不会做。""瞧你笨手笨脚的，让我来帮你做。"以上的言语我们都十分熟悉。依赖心就是在这些不良言语的影响下逐步形成的。

我们发现，中国的父母对孩子的溺爱和禁锢使孩子普遍缺乏独立性。因此，年轻的父母们应对此多加注意，尽量鼓励孩子的独立意识，培养孩子的独立性，给孩子以充分自由实践的机会。对已经具有较强依赖性的你来说，则必须把上述话语仔细整理出来，然后一条一条地加以认知、改造。

2. 改变习惯

依赖型人格的依赖行为已成为一种习惯，治疗首先必须破除这种不良习惯。具有依赖型人格的人要做的第一步是清查一下自己的行为中，有哪些事是习惯性地依赖别人去做，有哪些事是自作决定的。你可以每天做记录，记满一个星期。例如：在这星期的表现为：

（1）依赖别人的事

对下一步的工作如何进展犹豫不决，最后听从了朋友的意见，但我其实并不欣赏朋友的意见。（自主意识中等）

投资完全听从朋友的意见，正巧这一周朋友出差，而股市行情大涨，因不敢自作决定而错失良机。（自主意识很弱）

爱人要我买黄瓜、青菜，可正巧黄瓜脱销，而青菜却是黄黄的，而刚上市的四季豆与芹菜新鲜、便宜，我不知该怎么办。虽然我最后还是买了青菜回家，但我确实很想买四季豆与芹菜。（自主意识很强）

……

（2）自作决定的事

为了解闷，独自看了一场电影。（自主意识中等）

穿一件鲜艳的毛衣上班是我强烈的愿望。（自主意识很强）

给爱人买一枝玫瑰花。给爱人买花是为了使爱人高兴，其实这是爱人暗示过的事。（自主意识低）

……

分析以上的行为，你为每一项行为作一评判，看看你的自主意识到底占了多少。

将自主意识很强的事归纳在一起，你如果做了，则当做一件值得庆贺的事，以后遇到同类情况应坚持做；你如果没做，以后遇到同类情况则应要求自己去做。例如：上述行为中，你以后就应坚持穿鲜艳的毛衣上班，而不要因为别人的闲话而放弃；四季豆与芹菜新鲜，以后就买回来。这些事虽然很小，但正是你改正不良习惯的突破口。

对自主意识中等而没有按自己意愿做的事，你要提出改进的想法，并在以后的行动中逐步实施这种想法。例如：在订工作计划时，你听从了朋友的意见，但对这些意见并不欣赏，便应把自己不欣赏的理由说出来，说给你的朋友听。这样，在工作计划中便掺入了你自己的意见，随着自己意见的增多，你便能从听从别人意见逐步转为完全自作决定。另一方面，将已按自己意愿做的事常规化。例如：你为解闷独自看了一场电影，下次则可与朋友外出郊游，给爱人买点儿礼物，带给其一些意外之喜。

对自主意识较差的事，你可以采取分级行动法和诡控制技术逐步强化、提高自主意识。在股票交易中你不敢冒大险，但又觉得机会难得，那么就独自主张买一点儿试试，以后逐渐增加股数。这就是分级行动法。诡控制法是在别人要求的行为之下增加自我创造色彩。例如：你从爱人的暗示中得知她喜爱玫瑰花，你为她买一枝花，似乎有完成任务之嫌。但这类事情逐渐增加之后，你会觉得这样做也会给自己带来快乐。你如果主动提议带爱人去植物园度周末，或带爱人去参观插花表演，就证明你的自主意识已大为强化了。

依赖行为并不是轻易可以消除的，依赖他人惯了，你会发现要自己决定每件事毕竟很累，你可能会不知不觉地回到老路上去。为防止这种现象的发生，简单的方法是找一个监督者，找监督者最好的方法便是找自己最依赖的那个人。

你可以与你的监督者订立双边协议。在第一阶段，在监督者必须监督的基础上应订得较少，而监督者必须付出的关怀与帮助应多一些。在第二阶段，在监督者监督的基础上增多，自然你自己必须动手的基础上也增多了，同时监督者的服务项目减少了。这样逐步进行，最后使你完全进入独立自主的境界。

对于你在行动上的违约，监督者必须做一定程度的惩罚，而惩罚的内容便是减少服务项目。对于你的良好表现，监督者应在精神与物质上给予相应的鼓励，但绝不可用增加服务项目作为奖励。一般来说，只要监督者"执法"，这种方法对破除你过分依赖的坏习惯是有一定效果的。

3. 对自己负责

人本主义心理学家罗洛·梅在他的《寻找自己》这本书中写道："需要最大的勇气且最难迈出的一步，是拒绝那曾为自己立法并对自己有所期盼的人。这也是最可怕的一步。这意味着虽然知道自己的标准与判断力是多么有限，多么欠缺，你乐意对自己的标准与判断力负责。"当你决定独立生活时，犯错误与失败在所难免，你绝不能一遭挫折便重返老路，而应该坚定信念走下去。路在你自己的脚下。

4. 减轻焦虑

当你因为要做决定而焦虑时，可以使用放松练习。

5. 试着去自己解决问题，寻找成就感，重建勇气

你可以选择一些略带冒险的事去做，每周做一项，例如：独自一人到附近的风景点做短途旅游；独自一人去参加一项娱乐活动，如卡拉 OK 和跳舞。一周规定一天是"自主日"，这一日不论什么事情，绝不能依赖他人，完全自主，以后可以逐渐增加一周的"自主日"天数。

6. 寻求适当帮助

让你的朋友、亲人，当你在试着干一些事情时，不要指责你，而要热情地鼓励、帮助你。

你是一个有较强依赖心理的人吗？用"是""否"回答下面问题。

1. 有时候我觉得我这个人比较依靠别人。

2. 我关心自己比关心别人多。

3. 有时候我觉得处理自己的事情力不从心。

4. 我总觉得很需要别人帮助。

5. 我总是莫名其妙地处于危机之中。

6. 我有一种怕被别人遗弃的恐惧。

7. 我很难分清楚自己和别人的界限。

8. 我常常请人帮忙。

9. 别人拒绝我时，我常常感到不知道该怎么办好。

10. 我亲密的人的感情总会影响我。

11. 我有时感到自己在拖累别人。

12. 我常为自己的失败而痛苦不堪。

如果有 10 个或以上的"是"，说明你确实是一个习惯依赖的人。

侥幸心理

对付侥幸心理最重要的方式，就是脚踏实地、面对现实。

人总是有幻想的，人生无法实现的愿望，常以做梦或幻想的形式得到满足。比如，白日做梦娶媳妇、某一日发了大财或自己的科研获得成功等。从某种意义上讲，这也绝非是坏的心理品质，而更应是人脑一个很了不起的机能。它使我们的心理能够有所平衡，它是我们对所希望的美好生活和自我价值实现的憧憬，是忙里偷闲的一种良好的轻松方式。若没有这种幻想，人生犹如天空永远没有云彩一样枯燥。

可想归想，别痴迷其中，脱离了现实，若这样就成了有害的心理过程了。比如，时下彩票满天飞，这更给我们多了一份幻想与憧憬，给忙碌疲惫的身心一点儿幽默和轻松。"嘿！买两张，为福利事业献点儿爱心，也说不定碰上运气呢。"面对彩票，您也有这种平常之心吗？可有的人就没有。这不，青年王某，待业在家，见人家买福利彩票中了三百万，他心里那个激动啊！走在路上，眯着眼，嘴角还带着笑，结果撞在电线杆上。他肯定幻想自己也得了三百万，又买汽车又下馆子呢！他不光想，还有实际行动，自己那不到万元的积蓄分几期全部买了彩票，他觉得心诚就会得到那个大奖。可结果为福利事业献出了一切，自己呢，反成了福利事业救助的对象。他心理不平衡，悔恨、焦虑和失眠，得了严重的神经衰弱，最终来到心理门诊求治。

王某的幻想有些畸形，是痴心妄想，是有害的。他总将问题和困境寄托于幻想，以幻想代替现实，逃避困顿的处境，而不是积极踏实地工作。

那么如何对侥幸心理进行调适呢？现实终归是现实，幻想仅仅是暂时而美妙的体验而已。幻想的实现最终还得靠勤劳和努力，而不是侥幸和运气。

我们向往美好的生活，现实中没有实现的夙愿，不由得在遐想中来临，让疲惫的身心得以暂时的愉悦。但我们更是现实的人，懂得只有投入到激烈的社会竞争中，通过勤劳和踏实的工作实现自我，才能让美梦成真。看来，生活中不可没有幻想，也不可沉湎于幻想中。

虚荣心理

虚荣之心，人皆有之，但打肿脸充胖子却没有必要。

家境贫寒的 A 女孩刚刚步入社会，为了追求时髦，不惜借钱购买高档衣服，还借钱买了项链、戒指炫耀自己。周围人羡慕地夸奖她有钱，她只说是爸爸妈妈帮她买的。有一天，门口堵满了要债的人，周围的人才明白过来是怎么回事儿。从此，大家都躲着她走，她也为此陷入了苦恼之中。

所谓虚荣心，就是扭曲了的自尊心。虚荣心男女都有，但总的说来，女性的虚荣心比男性强。因此，虚荣心带给女性的痛苦比男性大得多。这一类型的人表面上表现为强烈的虚荣，其深层心理就是心虚。表面上追求面子，打肿脸充胖子，内心却很空虚。表面的虚荣与内心深处的心虚总是不断地斗争，一方面在没有达到目的之前，为自己不尽如人意的现状所折磨；另一方面即使达到目的之后，也唯恐自己真相败露而恐惧。一个人如果永远被这至少来自两方面的矛盾心理所折磨，他们的心灵总会是痛苦的，完全不会有幸福可言。

对虚荣心理的调适方法：

1. 追求真善美

一个人追求真善美就不会通过不正当的手段来炫耀自己，就不会徒有虚名。

2. 克服盲目攀比心理

横向地去跟他人比较，心理永远都无法平衡，会促使虚荣心越发强烈。一定要比，就跟自己的过去比，看看各方面有没有进步。

3. 珍惜自己的人格

崇尚高尚的人格，可以使虚荣心没有机会抬头。

4. 塑造新的自我意象

自我意象，指的是一个人心理和精神上的自我观念或"自我图像"，即我是怎样的一个人。对自己外表的自我感觉是自我意象的一部分。虽然从我们的意识层面来说，自我意象模糊不清，它却是完整而又详细地存在于我们每个人的心灵深处，绝大部分自我意象都是根据我们过去的经验、我们的成功与失败、我们的屈辱与胜利以及他人对我们的反应，特别是根据童年的经验不自觉地形成的。

李冰是一位25岁的女孩，模样长得十分俊秀。令李冰母亲感到困惑不解的是，女儿迟迟不愿谈男朋友，脸上难得看到笑容，而且时常说自己长得难看，令人生厌，从而不愿见人，李冰就是由于儿时父母过多的指责，半开玩笑地对她外貌的评价，如"小眼睛、大嘴巴，傻大个"等，给她形成了很深的丑陋的自我意象。这样的自我意象使她拼命穿漂亮服装，拼命换男朋友，以证明自己还是可爱的。这种虚荣心是由于极度的自卑心理引起的。经过一段时间的分析与治疗，她重新认识了自我，拥有了较健全的自尊心，能够随意、恰当地表现自我了。

浮躁心理

很多人每天忙忙碌碌地紧盯着眼前的小利却忘了自己的本分；还有一些人这山看着那山高，牢骚满腹、见异思迁、虚度光阴。

曾经有过浮躁的年代，一天不知要放多少个"卫星"。粮食卫星放到"亩产一万斤"还嫌不大，必要"十万斤"才过瘾。各行各业自然竞相效尤。我那时在大学读书，也一样"干劲冲天"——全班"摩托化"，全校"超声波化""一夜写诗三百首，李白吓得胡子抖"——结果呢，当然是"红旗"上天，"卫星"落地，闹了个"闲愁万种，无语怨东风"。

好像又到了另一个浮躁的年代。人人都想发财，而且要暴富——十万不算富，百万才起步。于是，八仙过海，各逞其能。萝卜充参，猪肉注水，昼销假货，夜受贿赂，闯关走私，弄权致富，明偷工厂，暗窃国库，滥捕珍禽，乱挖古墓。等而下之，还有绑架勒索，撬门入户，逼良为娼，聚众滥赌……就连做学问的，也骂人图名，抄袭成书。不同的是，上一个时代的浮躁，动因在政治而发端在上，图虚名而受实祸；今天的浮躁，动因在金钱而缘起在下，肥自己而害群体，但急功近利则是一样的。可惜，急功或可近利，于现代化则是愈来愈远。历史的教训真要化为财富，看来也大非易事。这是一种社会病态。有人说，这是跨世纪的顽疾，是流行病，难治。笔者开个药方——读书，用读书医治浮躁。

调整浮躁心理的几种方法：

1. 以冷制急法

（1）在重大行动前耐心地做好周密准备，以便心情平静地工作。（2）时刻保持清醒。（3）对不利情况冷静分析，采取恰当的对策，改变和消除不利情境，切忌"快刀斩乱麻"，不顾一切蛮干一通，把事情办得更糟。

2. 行为条理法

容易急躁的人，应具有持久不懈克服急躁情绪的精神准备，从点滴入手，培养心境的宁静和稳定，建立一套新的行为规则，督促自己过有秩序的生活，进行有秩序的工作，培养行为的计划性、条理性，使生活充满节奏感。

3. 磨炼养成法

采取一些措施，把急性子磨慢。经常做些需要很大耐心和韧劲儿才能做好的事。如练习、临摹绘画，解乱绳结、下棋、解魔方等。持之以恒，一般都能收到较好的效果。

4. 预期时间法

确立合理的、适度的预期时间。有的人没达到预期目标就急躁，看看收效不明显就发急。这些都是预期时间不恰当的缘故。而这些急躁情绪又会妨碍人们作持续努力，最终会影响目标的实现。那种企图通过

"短促突击"立见成效，经过一阵子的奋斗就来一个一鸣惊人的想法，是很不现实的。

5. 自我放松法

当急躁情绪已经产生时，及时进行心理上的自我放松，暗示自己"这件事根本就不值得着急""着急会把事情办坏"等。使冲动和急躁的心情平静下来，再从容不迫地进行工作。急躁心情有可能不断出现，需要不断地进行心理上的自我放松，直到急躁情绪被克服为止。

报复心理

报复心理就像潜藏的癌细胞，一旦超过正常的心理比例，就会对人造成伤害。

晓敏与一个男人热恋了三年，她将一切都献给了他。有一天她忽然发现这男人另有所爱，而且还爱得很认真。在愤怒和绝望之下，她决心要报复他。当这个男人大张旗鼓地请好客，并到酒店跟另一个女人办订婚宴的时候，她拿了一瓶硫酸泼向了那个男人和他的女人。结果，那两个人毁了容，她自己也被判了无期徒刑，将在铁窗中度过以后的人生。

报复犹如蔓草，是野性的产物。人性自然地趋向于它，法律和文明却应当剪除它。如果说，一件罪行只是触犯了法律，那么私下报复却是完全否定了法律。

其实，报复的目的无非只是为了同冒犯你的人扯平。然而如果有度量地宽谅别人的冒犯，就使你比冒犯者的品质更好。这种大度容人是创业君王所必具的英雄气概。据说所罗门曾说："不报宿怨乃是人的光荣。"过去的事情毕竟过去了，是不能再挽回的。智者总是着眼于现在和未来，念念不忘旧怨只能使人枉费心力。

何况为作恶而作恶的人是没有的，作恶无非是为了利己罢了。既然如此，又何必为别人过于爱自身的利益却不爱我们的利益而发怒呢？

假如由于法律无法追究一件罪行，而去自行报复，那或许还可被原谅。但这也要注意，你的报复要不违法因而也能免除惩罚才好。否则你将使你的仇人占两次便宜：一次是他冒犯你时；二次是你因报复他而被

171

惩处时。

有人只采用光明正大的方式报复敌人，这还是可佩的。因为报复的动机不仅是为了让对方受苦，更是为了让他悔罪。但有些卑怯恶劣的懦夫却专搞阴谋诡计报复，他们以暗箭射人，却又不让人弄清从何来。这就如同鬼蜮伎俩了。

对那种忘恩负义的朋友的报复，似乎是最有理由的。佛罗伦萨大公说："《圣经》曾经教导我们宽恕仇敌，却从来没有教导我宽恕背义的朋友。"但是约伯说过："难道我们向上帝索取好的而不要坏的吗？"对于朋友，难道也可以这样问吗？一个念念不忘旧仇的人，他的伤口将永远难以愈合，尽管那本来是可以痊愈的。

第八章　常见的心理障碍及调适

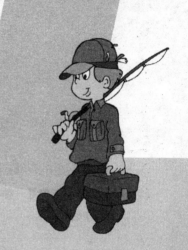

儿童期的心理问题

受生物、社会、心理等综合因素的影响，儿童期就可能
会出现心理问题或障碍。

成人世界的心理冲突

有则寓言曾讲到一头毛驴站在两捆草之间饿死的故事。
这个故事从一个极端的角度讲到了选择的两难困境。

健康情绪是生命的基石

良好的情绪是人的精神与躯体健康的前提。

心理平衡的自测

"平衡"仅是一种心理状态，"失衡"倒是经常的，关键
是如何调适。

编一本自己的心理辞典

每个人都可以有一本心理辞典，即在自己的内心对生活、
人格等一些重要品质的定义和认识。

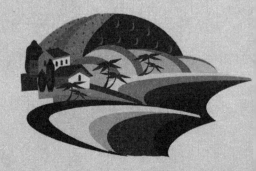

儿童期的心理问题

受生物、社会、心理等综合因素的影响，儿童期就可能会出现心理问题或障碍。

由于受生物、社会、心理等综合因素的影响，儿童期就可能会出现心理问题或障碍，因此了解有关常见心理障碍的知识，及时识别心理问题是很重要的。幼儿期或学龄前期就出现的异常，只是表现比较轻微，没有引起家长的注意，孩子上学读书后，这些心理疾病影响了学习成绩，家长才意识到问题的严重性。如多动症的起症年龄多在 6 岁以前，而来心理门诊就诊的儿童大多在 6 岁以上，造成这个时间差的原因就在于此。

一般来说，儿童出现心理问题将会在情绪、行为及生理方面出现异常变化，这些外在表现可以看作心理求助信号。主要表现在三个方面：

1. 情绪表现

恐惧、焦虑，不愿上学，容易生气，敌意，想轻生（认为活着没有意思，有度日如年的感觉，兴趣减少或多变、情绪低落）等。

2. 行为表现

离群独处，不与同年龄小朋友一起玩，沉默少语，少动，精神不集中；或过分活跃，暴力倾向，逃学，偷东西等。

3. 生理表现

头部、腹部疼痛、恶心、呕吐、厌食或贪食、早醒、入睡困难、耳鸣、尿频，甚至全身不适，而躯体检查及实验室检查又没有躯体疾病。

家长要尽可能多地了解儿童心理特点及有关心理疾病的知识，并对孩子的智力水平、兴趣、爱好等有更全面的了解，不能盲目攀比、模仿，还要根据自己孩子的气质类型及特长、兴趣因材施教。最重要的是对孩子的期望应有适当的水平。其次，对心理障碍有一个正确的认识。正视孩子存在的心理问题，及时请教专业工作者，发现问题并解决问题。

成人世界的心理冲突

有则寓言曾讲到一头毛驴站在两捆草之间饿死的故事。这个故事从一个极端的角度讲到了选择的两难困境。

一般说来，城市人承受着更多的心理压力，却又缺少人际的情感沟通，常会导致情绪淤积或病态发泄，如焦虑、紧张、酗酒等，学会疏泄情绪尤其显得重要。首先要认识到自己情绪的性质及原因。此类心理问题以心理咨询为主。

1. 神经症及心因性反应

神经症主要表现为注意力不集中、记忆力下降、情绪失调、慢性疼痛、睡眠障碍、各种明显的躯体不适以及强迫思维等。

具体有：神经衰弱、癔症、强迫症、恐惧症、焦虑症、抑郁性神经症、疑病症等。心因性反应是因剧烈的精神创伤或生活事件，以及持续的困难处境所引起的心理失常表现，这些应激因素可为亲人突然亡故，尤其是配偶的伤亡，异常重大的意外刺激，夫妻感情破裂，遭受委屈或受处分，自然灾害以及长期处于严格隔离状态，工作过于繁忙，面临难于处理的困境，人际关系紧张或生活过于平淡，或由于目的未能达到而引起。

2. 适应不良以及行为人格偏离、性心理障碍

适应不良常发生在青少年身上，特别是心理素质不良，人格发展有缺陷的人，很容易在变化着的或新环境中产生适应性障碍，从而影响到心理健康，如出现厌学心理、逃学行为或酿成身体上与精神上的问题，最后不得不休学等。

3. 性心理障碍

其与生殖没有直接联系，患者在寻求性满足的对象或方法上与常人不同，且违反当时的社会习俗而求得性满足的性行为活动。它与病态人格有一定联系，但又有所区别。最常见的性心理障碍为露阴癖、窥阴癖、恋物癖、易性癖等。

以上问题以心理治疗为主，药物治疗为辅。

健康情绪是生命的基石

良好的情绪是人的精神与躯体健康的前提。

情绪是人对客观事物态度的体验，人的情绪与肌体的健康有着极其重要的关系。良好的情绪是人的精神与躯体健康的前提。反之，消极和不愉快的情绪促使人的心理活动失衡，导致精神活动失调，对肌体健康产生十分不利的影响。

武英，大学生，大学期间各门功课成绩都是优良，毕业后被分配在一个偏远闭塞的小镇上。从梦想的伊甸园，进入平庸、繁琐的现实，他觉得像从天堂掉进了地狱。为了改变自己的命运，他把全部的希望都寄托在研究生考试上，并将这看成他生活的惟一出路。但是，由于诸多的烦恼困扰，他名落孙山。为了自己的前途，凭借着强大的意志，他一次又一次捧起书本，却因极度的烦恼而毫无成效。第三次失败之后，他停止了努力。悲哀、苦恼、绝望将他紧紧包围，他开始天天喝酒买醉，不再上班。他的精神已经彻底地崩溃了。

可见，烦恼虽然只是一种情绪，但却具有强大的破坏力。一旦我们沾染上它，并主动放弃我们的努力，它就会像指挥木偶一样指挥着我们，使我们生活在痛苦之中。人在烦恼时，可使意志变得狭窄，判断力、理解力降低，甚至理智和自制力丧失，造成正常行为瓦解。烦恼不仅使我们的心灵饱受煎熬，同时它还会摧毁我们的肌体。流行病学的研究成果显示，紧张的生活事件如战争、迁居到不同社会文化和地理环境中、生活方式和社会地位的改变等原因，使高血压、溃疡病等身心疾病的发病率明显增加。有人研究发现，丧偶六个月的妇女，其冠心病的发病率为正常妇女的6倍。把两只同窝的羊羔放在温湿度、阳光、食物相同的条件下生活，仅在其中一只羊羔旁拴着一只狼，让它总能看见狼，结果这只羊羔在极度恐惧中，不思进食，逐渐消瘦而死，而另一只羊羔则健康地生长。

心理平衡的自测

"平衡"仅是一种心理状态,"失衡"倒是经常的,关键是如何调适。

从某种意义上说,心理的"能量"需要耗散,需要"交换"。无论是谁,当某种心理失衡状态持续到一定程度的时候,都应该从自己主观的角度,平心静气地考虑。

1. 对自己感觉不平衡的人、事、物,能否以客观的态度对待?

2. 能否同某个人形成可以信赖的关系,以便进行合理信息交换?

3. 有无幽默感以缓解心理压力?

4. 能否主动参加有益的社会活动(如文娱、体育、学术团体等)?

5. 能否把握适当的休息方式并经常参与有益的娱乐活动。

6. 能否保持良好的生理健康水平(不讳疾忌医,坚持体育锻炼)?

7. 能否把注意力集中到当前的实际情况上(不好高骛远、不幻想、切合实际)?

8. 是否从事相对满意的工作(专业的、业余的,以体验享受)?

9. 有没有逐步解决自己问题的办法?

如此,才能在生活中、工作中、学习中、人际交往中,善对各种问题。从感觉失衡中走出来,以使自己的心理逐步趋于平衡,使自己的生活幸福、学习进步、工作愉快、人际关系融洽。事业的挫折、家庭的矛盾、人际关系的冲突等,都是经常会碰到的,如不注意调剂疏泄,会导致内心矛盾的冲突,使自己陷入恐惧、焦虑、悲痛等心理困境中,对身心健康危害极大。此时,外界的帮助固然重要,关键还是自我解救,因而应学会一些心理困境自救法。

编一本自己的心理辞典

每个人都可以有一本心理辞典，即在自己的内心中对生活、人格等一些重要品质的定义和认识。

为什么有些人越活越糟糕？因为这些人的心理辞典中的词汇全是些消极、错误的定义。为什么有些人越活越糊涂？因为他们心中的心理辞典就是模模糊糊、含混不清的。

对于那些想全面提高自己人格和心理品质的人，给自己编一本积极向上、内容明确的心理辞典，不失为一种很有效的心理训练方式，其过程可概括为：

选择一些自己想提高的人格、心理品质或是人生和生活中重要的品质，如自信、乐观、责任、勇敢、友谊、热情、聪明、独立、果断、自主等，罗列在一个本子上，然后根据你的理解，分别给这些词汇下定义。随时补充、修正、完善这些词汇的定义，这项工作可通过下述三种过程完成：

（1）通过自己的生活实践。

（2）看书学习。

（3）与人交流、向人请教。

重复上述工作，直到你对所下的定义感到满意和完善为止。作为一个对未来怀有梦想的人，你应该尽快建立一本这样的心理辞典。愿你编好这本辞典，也要用好这本辞典，它将是你获取成功与幸福的一本难得的人生指南。

第九章 特殊人群的心理调适

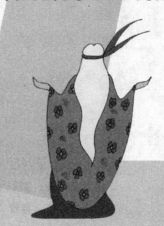

A 型性格改造

成功了自然高兴，失败了也不悲伤，紧张的工作之后能愉快地休息，这种人一般很少患"紧张状态病"。

肥胖者的自我调适

现在，肥胖症患者越来越多，随之产生的病症更是不容忽视。

更年期的心理调适

更年期女性只要加强自我心理卫生和生理保健，就能轻松地走出非常时期。

离退休者的心理调适

许多人没退休时盼退休，真正退休后又怀念以前忙忙碌碌的日子。

网络与心理健康

网络是新兴事物，网络心理疾病也是新出现的现代疾病之一。

高技术综合征及应对

随着新产业、新职业、新技术的不断涌现，生产和消费
更趋社会化，导致"高技术综合征"的产生。

第二职业综合征及应对

如今，从事第二职业的人日益增多，他们在追求经济效
益的同时却忽略了自身的健康。

夜生活综合征

经常性的夜生活在给人们带来享受的同时，也在悄悄地
危害着人们的健康。

癌症患者的心理调适

患了恶性肿瘤的病人都不同程度地存在各种各样的心理
问题，这些不良情绪严重地影响着病情的演变。

夜班与心理保健

如果夜班作业引起持续性疲劳，不论休息与否都难以消
除，则表明该劳动者不适宜夜班作业。

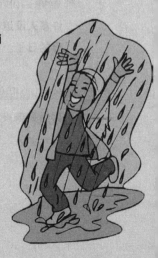

A 型性格改造

成功了自然高兴，失败了也不悲伤，紧张的工作之后能愉快地休息，这种人一般很少患"紧张状态病"。

美国心脏病专家弗里得曼和罗森，通过对三千多名患者进行研究，发现高血压、冠心病等疾病确实与心理－社会－紧张状态密切相关，于是在 1974 年发表了专著《A 型性格和你的心脏》。他们把人的性格分成两种类型：A 型和 B 型。其中，B 型的性格表现为：慢条斯理，不慌不忙，稳扎稳打，从不着急。没有争强好胜的压力，似乎谁输谁赢都没关系，并能化竞争为乐趣，成功了自然高兴，失败了也不悲伤；紧张的工作后能愉快地休息，能自己消除烦恼；胸有成竹，不受外界干扰，这种人很少患"紧张状态病"。而另一种性格——A 型性格的人最易患高血压、冠心病、神经衰弱等。这种性格的人既应该肯定其优点，也应该对其进行必要的改造。

一、A 型性格的外观行为

1. 雄心勃勃的人

工作认真、办事讲求效率、节奏快、忌恨拖拖拉拉、喜欢干净利索。不管上班还是在家，总有干不完的事。工作使他兴奋，无事使他感到发慌。一件事没做完，就准备安排第二件事，甚至同时做几件事。

2. 工作程序就像机器

充分利用时间，前后衔接得很好。出门好回头看看锁好了门没有，寄信要多次看看邮筒。

3. 事必躬亲

对别人做的事不放心，喜欢包办代替；见到别人做事慢条斯理会不耐烦，恨不得自己干。

4. 行为浮躁

讲话声音洪亮，走路大步流星，吃饭狼吞虎咽。别人讲话时好插话，不喜欢排队购物。

5. 有很强的进取心，喜欢与别人比高低

在工作中，看不起工作效率慢的人，对强手不甘示弱。在闲暇娱乐时，好赢怕输，像孩子似地为输赢争得面红耳赤。

6. 时间观念强，整天有种紧迫感

一般提早到达会场、机场、车站，下车也比别人提早做好准备。有一点儿事情在心里，就会失眠。

7. 不会娱乐和享受

除了工作，很少有什么兴趣爱好，不会享"清福"。对自己不关心的病痛漠不关心，最不喜欢看病。

二、A 型性格的分析

1. A 型性格的优点

时间观念强，工作积极、负责；有很强的竞争意识，不甘心失败，有很强的生活动力等。在单位和家庭中都是举足轻重的，对人直率，有事业心，为了工作甚至忘记个人病痛，这一切都是符合时代精神的好品格。先天下之忧而忧，后天下之乐而乐的人多是 A 型性格。

2. A 型性格的不良性格

个人承受着时间紧迫感的压力，精神上长期处于超负荷的紧张状态。奋斗与成就能使他感受满足，但有时欲速则不达。另外，竞争中含有潜在的敌意，通过对自己的不满意，对别人的不耐烦表现出来，常常对人不宽容，太精明强干，比较固执。

三、A 型性格的改造

1. 注意自己的行为

讲话时节奏要慢，前后层次分明，不要一气谈完，也不要说说停停。语气要平和，不应用大嗓门。听别人的话注意力要集中，理解对方的真意。谈话中不要露出心烦的神态，无论如何要脸上挂笑。不妨找个 B 型的人作参照。

2. 选择环境

安排好自我放松的时间，一般 20 分钟即可。不看描写暴力行为的电影，多看喜剧、听听音乐。工作不要给自己加码，多与别人聊天，友好待人，多一点儿人情味。

3. 自问

每天问问自己，哪些事情该制止？久而久之，自然牢记心中。

4. 回忆

每天回忆一下，今天出了什么事，从中总结经验教训。

5. 自我暗示

当觉得自己要发火时，进行自我暗示，放松。

6. 回避

回避易引起强烈情绪反应的人与事。

7. 修养

培养艺术修养，绘画、垂钓、跳舞等，使紧张的思想和肌肉得到休息。

8. 交友

交几个知心朋友，交流感受与心得，在朋友间的笑声中，让自己变得宽容大度。

肥胖者的自我调适

现在，肥胖症患者越来越多，随之产生的病症更是不容忽视。

肥胖，是指进食热量多于身体消耗量，以脂肪形式储存于体内，从而使体重增加至超过标准体重的 20% 以上者。

一、体重计算

正常男女的体重与身高都有一定的比例。标准体重的计算公式：

男性成人体重（千克）＝［身高（厘米）－100］×0.9

女性成人体重（千克）＝［身高（厘米）－100］×0.85

二、肥胖的危害

本病可以导致许多并发症，如呼吸困难、换气不足、动则气促等。由于体重增加，骨骼系统负荷加重，常有腰痛、下肢水肿、膝踝骨关节炎。中年以上患者并发高血压、冠心病、糖尿病、动脉硬化、胆结石、月经不调等，明显高于正常人，甚至青少年也有肥胖引起的上述病症。

三、肥胖分类

肥胖症可分为单纯性和继发性两类，前者被认为是无明显原因可寻者，后者指继发于其他疾病（如丘脑－垂体的肿瘤、内分泌病、营养失调等）引起者。单纯性肥胖症除了和遗传和某些内分泌因素有关外，还与进食过多和活动过少有关。

四、肥胖的原因

肥胖或体重超重，与遗传、疾病、饮食和生活方式有关，尤以饮食习惯和生活方式关系密切。

1. 情绪因素对摄食活动有显著的影响

俗话说"心宽体胖"，意味着豁达的胸怀，积极的情绪会使人健壮、发胖，但这只是问题的一个方面。许多研究证明，心理应激和各种消极的情绪反应如焦虑、恐惧、愤怒、忧郁也能促使人多进食。根据推测，这些人可能存在某种程度上的人格缺陷，情绪不良必须通过进食才能缓解，从而形成对摄食的情绪依赖，借以满足自己对安全和自尊的需要。多食之所以能达到上述目的，是由于这些人不能区分饥饿和其他心理、生理激活状态。

2. 肥胖症对患者也可成为一种消极的刺激

有好多人（尤其是女性）因肥胖而产生各种消极的心理反应，包括自卑、情绪紊乱以及贬低自身形象。这些心理反应和由此而来的行为退缩、体力活动减少和多食，反过来又会加重肥胖程度。

3. 心理、社会和文化因素

包括社会经济状况、对食物和肥胖的认识、评价、态度、人际关系和情绪状况等，这些因素也可以影响人的体力活动量，从而成为单纯性肥胖症的主要原因。在某些民族，肥胖被当做富有和美的象征，事业成功的标志。而西方的许多研究表明，处于社会底层、经济收入少的人患此病的人较多。

4. 不良饮食习惯

如大吃大喝，好吃零食、甜食及动物性脂肪类食物。

5. 缺少锻炼

现代城市人外出有车，在家上电脑；白领工作坐着，中午吃多油脂的工作餐，缺乏应有的体能锻炼。

五、肥胖的调适

对于肥胖症的治疗，首先要搞清病因。由其他疾病引起的，要积极治疗原发病。

由情绪因素引起的，可进行心理治疗，其重点在于消除病人的消极情绪反应和人格方面的问题。

训练病人学会识别饱足信号、执行减肥计划。肥胖的人一般都食量大，活动量小。所以，减肥的原则是减少热量食品的摄入量，增加热量的消耗量，双管齐下。此外，还要注重体育锻炼，增加运动量。至于各种各样的减肥茶、减肥霜、营养素之类的减肥产品，都解决不了根本的问题。即使因内分泌疾病（如甲状腺功能减退、皮质增多以及垂体病变）引起的肥胖，应针对不同的疾病予以药物治疗。同时，也要从饮食习惯和生活方式上予以调节，才能减肥和达到控制体重的目的。

肥胖的人必须改变过去的不良饮食习惯，改为多餐少量，使身体经常保持半饥饿状态，不致造成脂肪积聚。少吃或禁吃甜食，不吃零食。但减肥不能仅仅依靠节食，那样有可能导致神经性厌食症，引起营养不良，甚至死亡。

目前，全世界因肥胖引致死亡的人数已超过饥饿致死者，世界各地的减肥手段更是层出不穷。肥胖症患者中女性比男性多，中年之后的女性更是成倍增加。所以，建议妇女减肥不要拖到更年期。

更年期的心理调适

更年期女性只要加强自我心理卫生和生理保健，就能轻松地走出非常时期。

一、更年期和更年期综合征

更年期是人类老化过程中的一个重要时期。一般发生于 50 岁左右，也有提前至 39 岁或延迟至 60 岁者。相比男性，女性更年期症状表现得更为明显、突出。

专家指出，更年期是女性一生的多事之秋，"熬一熬就过去了"的老观念和"草木皆兵"的恐惧心态都要不得。更年期女性更要加强自我的心理卫生和生理保健，才能走出非常时期。

更年期综合征是指更年期发生内分泌改变，导致生理功能改变的综合征。其主要症状如下：

1. 神经系统功能紊乱

如阵发性面部潮红、头颈涨热、出汗、烦躁不安、情绪不稳、皮肤感觉异常、关节酸痛、头晕目眩、耳鸣、注意力不集中、记忆力下降等。

2. 心血管系统功能紊乱

如心慌气短、血压升高或不稳。

3. 代谢紊乱

如体形肥胖、食欲亢进、血糖升高、糖尿、轻度水肿、骨质疏松。

4. 性生理改变

如外生殖器萎缩、阴道黏膜变薄、月经变化、性功能减退或亢进。

上述症状系由中年过渡到老年的过程中，内分泌改变引起的，经过一定时期，人体适应了新的内分泌功能，上述症状即逐步缓解消失。

这些改变，使半数左右的妇女出现不同程度的心理不适，情绪低落、烦躁、易怒、紧张、焦虑、坐立不安、精力不集中以及失眠等，约有 10% 的女性有明显的抑郁表现。

通常，更年期综合征有外向型和内向型之分。前者多表现为爱发脾气、摔东西。内向型则多表现为忧郁、多疑，严重的还想轻生，故比外向型更危险。

二、更年期抑郁症

更年期抑郁症是出现在更年期的一种常见精神障碍，临床以情感持续性低落、思维迟钝、月经变化以及睡眠障碍、眩晕、乏力等为主要表现。有些人因人际关系（特别是情感事件）、家庭因素、经济因素或工作的困扰等诸多压力事件，情绪无法获得有效疏解，又缺乏适当的情绪调节与良好的社会支持，会将情绪状态延伸为一种病态，以至于心情与行为都受到影响。

现代医学认为，此病与脑内单胺神经递质（5－羟色胺、去甲肾上腺素）的含量减少有关，治疗以三环类或5－羟色胺再摄取抑制剂等抗抑郁或抗焦虑药的应用为主。此类药虽短期服用效果明显，但久服可有食欲减退、体重减轻、记忆力差、忧郁焦虑等副作用。

三、社会文化因素影响

社会文化因素一般指人们的生活和工作环境，包括职业、工种、文化程度、社会地位、人际关系、经济条件、家庭状况、角色适应和变换；以及社会制度、风俗习惯、宗教信仰等。近来，较多学者采用"生活事件"表示社会文化因素。

医务人员普遍发现，地处边远山区、信息闭塞、缺少文化的妇女较少出现更年期心理变化，更年期症状的发生也少而轻。相反，一些受过相当文化教育的但又缺乏更年期保健知识的妇女则心理负担较重，发生更年期的症状也较明显。以心血管舒缩失调症状为例，城市居民发生率高于农民；医务卫生人员、教师高于工人农民；高中以上文化程度者高于文化程度低者，文盲最低；生活环境不佳、经常争吵发怒者发生率高；离婚及寡居者发生率高。在精神神经症状的发生中也有类似的规律。

此外，以前有明显精神创伤史、精神脆弱、神经过敏、性格比较内向及生活比较富裕、社会地位和条件比较优越的妇女，也较容易出现心理变化和神经精神症状。这些妇女具有一定的文化和工作水平，但往往富于联想，造成过多顾虑，并且由于工作接触面广、涉及的人与事多，与他人的摩擦也多，矛盾也可能较多。她们虽有较高的文化，但又对更年期妇女保健知识缺少理解或一知半解，甚至错误理解，因此稍有不适，特别容易造成心理上的障碍。

四、更年期调适

1. 增加更年期妇女的自我保健知识

这是改善更年期妇女心理状态和症状的重要方面。更年期不是病，只是每个女人生命中必经的一个时期。正确认识更年期的到来，因为它是人类老化过程中的必然阶段。可以找妇科医生咨询，不必焦虑紧张，树立信心，以顺利通过更年期。

2. 增加体育锻炼及社会交往，充实生活内容

因为女性患更年期综合征，主要是由于下岗、退休或子女成家后赋闲在家，无事可做，又缺少感情交流造成。自己应找些事做，别总待在家里。当陷入深深的苦闷和焦虑之中不能自拔的时候，要按时到空气清新的室外从事一些合适的体育活动或体力劳动，它会唤起你的满意感和愉快感。有趣的工作也会"中和"不良情绪产生的恶果，并会大大提高乐观情绪的储备量。当你遇到不顺心的事或陷于痛苦时，"储备量"会发生作用，它不致使你过度郁闷。还可以到大自然中去陶冶。在生活最艰难的时刻，投身到大自然可从中找到慰藉。大自然中花草散发的浓郁芬芳、树叶沙沙微响、鸟儿婉转啼鸣、溪流潺潺声和海浪拍击声都会对身体产生良好的作用。

3. 经常进行自我心理调整，摆正自己的位置。易怒、发脾气是更年期到来的前兆，它们一冒出来，就该提醒自己要注意。若有什么怨气，应该提醒自己这是更年期的表现，不要随着自己的性子，乱发脾气。

4. 倾诉和发泄

要彻底倾诉心底的郁结。倾诉是治愈忧郁悲伤的良方。当遇到烦恼和不顺心的事后，切不可忧郁压抑，把心事深埋心底，而应将这些烦恼向你信赖的人倾诉。如没有合适的对象，还可以自言自语地进行自我倾诉。千万别以发怒这种火上浇油的方式发泄心中的积怒和烦闷。我国古医书《黄帝内经》有"思伤脾""忧伤肺""恐伤肾""怒伤肝"之说，

认为"悲哀愁忧则心动，心动则五脏六腑皆摇"。"摇"则疾病生矣。对这些不良情绪有效地化解，正是一系列疾病的良好预防方法。英国心理学家柯切利尔极力推崇一种自我倾诉内心苦闷和忧郁的方法——放声地自言自语。他指出，这种心理上的应激反应是防治内科各种疾病，尤其是心血管病和癌肿的良药。他认为，积存的烦闷、忧郁就像一种势能，若不释放出来，就会像感情上的定时炸弹，埋伏心间，一旦触发即可酿成大难。但若能及时地用倾诉或自我倾诉的办法，取得内心感情和外界刺激的平衡，则可祛灾免病。有眼泪要让它流出来。生活中遇到痛苦和折磨，流泪也可以解除苦闷。因为情绪激动时，人体血液会产生某种化学变化，眼泪的流出将使这种物质得以排泄。

5. 家人和朋友的关心理解，显得尤为重要

家人的不理解，会加重更年期症状。所以，如果家有处在更年期的女性，千万要多关心她们。眼下，"更年期"变成了打趣甚至嘲弄人的词。男人碰上看不顺眼的事，如果当事人是中年女性，就不由分说朝她们贴个"更年期"的标签；年轻人也会用怪眼光看年纪大的人。作为家人，不要动不动就说"你是不是更年期到了"之类的话。她们生气时，采取冷静、宽容的办法。

武茹是位女强人，可是在她52岁那年却患上了更年期综合征。一点点的小事情都能使她暴跳如雷，最后病症发展到不能自控。后来，她无法过正常生活，只得住进区中心医院的神经内科。她是某企业的管理者，对自己和下属严格得近乎苛刻。进入更年期后更是不近人情。住院后，她先生和女儿体谅她的心情，经常陪着她、照顾她、给她解闷。医生也给她讲了关于更年期的问题和自己调整的方法。同事见状，也不计较她平时的苛刻，主动去医院看望她。出院后，她整个人变了，变得善待别人和自己。她以前穿着极不讲究，后来常常去买漂亮的衣服，还经常做做美容、跳跳舞。她说，女人的生命只有一次，不管什么样的情况下都要珍惜自己，接受现实，也要善待自己、充实自己。

6. 激素替代疗法

更年期症状明显时，可以在妇科医生的指导下，补充体内的雌激素水平，但切忌盲目用药。怕相关药品有副作用，就尽量多吃能增加雌激素的食物，如乌骨鸡、花粉、蜂蜜、维生素 E 等。

7. 对症治疗

头痛明显者可用一些常用的止痛药，如必理通等缓解头痛的药物。情绪急躁和焦虑者，可选用一些镇静类药物。

8. 中医中药

根据中医理论，更年之期，肾气渐衰，天癸渐竭，导致五脏功能失调、阴阳失衡而为病。因肾虚不能涵养肝木，则肝气郁结，可见情绪低落、胸闷胁胀、不思饮食；肾虚不能滋养心神，可见精神恍惚、无故悲哭；肾虚无以温养脾土，可见头晕耳鸣、腹胀腹泻、疲乏无力等。因此治疗在补肾的基础上，佐以疏肝理气、滋养心神、健脾化痰，可缓解病情且患者易于接受。

9. 合理的性生活

合理的性生活可以防止因生理和心理、社会等复杂因素而引起性淡漠和性衰老。

离退休者的心理调适

许多人没退休时盼退休，真正退休后又怀念以前忙忙碌碌的日子。

所谓退休综合征，是一种老年期典型的心理社会适应不良的心理疾病。是指离休、退休的老年人在退休后对环境适应不良而引起的多种心理障碍和身心功能失调的综合病症。

退休综合征的心理特征是：孤独、空虚和忧郁。原本乐观的人这时候都可能变得情绪消沉。与此同时，身上的毛病也突然增多起来，健康状况每况愈下。

一、退休综合征的原因

1. 生活模式的改变，引起心理上的不适应

退离休以后，由于职业生活和个人兴趣发生了很大变化，从长期紧张而规律的职业生活突然转到无规律、懒怠的退离休生活，难以适应而产生焦虑、无所适从，有一种失落感。有的认为自己精力充沛、壮志未酬，完全能胜任原工作，现在让退下来，产生失落感，还可有轻度抑郁，

认为自己被遗弃，无精打采、悲观、失眠。特别是沉湎于辉煌的过去，为消逝的美好时光而遗憾，即产生抑郁。

2. 缺乏思想准备

退休后，不能妥善地安排空闲时间或体力下降、疾病缠身、行动不便等加重障碍。

3. 活动减少

退休后，体力和脑力活动减少，社交活动减少，生活单调，易产生心理老化的感受，并加速生理衰老进程。容易使人产生忧郁、焦虑、死亡来临的惊恐、疑病心理等。

4. 生活节奏改变

由于退离休以后，原来的生活节奏被打乱，活动减少，可出现失眠、头痛、头晕、疲乏、无力及心慌等神经综合征。

二、退休综合征常见的临床表现

1. 孤独、空虚和严重失落感，体力和精力明显减退，自卑心理严重。
2. 情绪忧郁、焦虑紧张、心神不定、喜怒多变、难以自控。
3. 对事物毫无情趣和活力、懒散乏力、不爱活动、反应慢、严重时达到麻木迟钝状态。
4. 看到亲朋好友的病或死，心情十分沉痛。
5. 心理上老化现象加快，自感脑力和体力不支，悲观失望。
6. 促发多种身心疾病。

三、退休综合征的防治措施

1. 心理上要及早做好退休前的准备工作，计划好退休后的生活安排、充实退休内容。一般早一至两年就要着手进行准备。
2. 有条件者尽量继续发挥余热，参加一些适合自己体力和专业的社会活动，要做到"退而不休"，感到自己仍能作出社会贡献。
3. 培养一至两种兴趣爱好，使生活丰富多彩，富有生气和活力。
4. 克服心理老化感和不爱活动的习惯，"一身动，才能一身轻"。
5. 有明显心理病症，应及时接受心理咨询与药物治疗。

6. 老年人在可能条件下为儿孙分忧解愁，使双方关系更亲密、融洽。

当然，社会对退离休老年人应给予更多的关注，家庭要关心和尊重离休退休的老年人的生活权益，切不可把老人当成保姆或雇工使唤，甚至在生活上虐待老人。要使他们感到精神愉快，心情舒畅。

网络与心理健康

网络是新兴事物，网络心理疾病也是新出现的现代疾病之一。

网络心理疾病是与互联网络有关的一系列心理疾病的总称。其中人们议论最多的是网络成瘾（网瘾）和网络孤独症等。一些网络心理疾病的组合就成为明显的网络综合征。网络综合征，顾名思义，是玩互联网成瘾所致的征候群。

互联网几乎囊括了现代科技和人类生活各方面的内容，上至天文地理，下到衣食住行，无所不包。尤其是网上娱乐，吸引着越来越多的网民。随着我国近年电信事业的发展，电脑进入千家万户，"上网"也在很多城市家庭"热"了起来，"网上家庭"越来越多。与此同时，上网成瘾并深陷其中亦与日俱增。而对于青少年"网虫"来说，花样繁多、引人入胜的网上娱乐为他们拓展了休闲空间。一旦上网成瘾，就难以自拔。据金山电脑公司统计，有50%的电脑爱好者是游戏玩家。互联网上的联网游戏，各游戏开发公司发布的游戏版本及开发的最新信息，乃至一些游戏的攻关秘笈、提示等，对青少年都极具诱惑力。另外，网上旅游、网上聊天，都让网虫们乐此不疲。然而，陷入其中，隐患极大。

据最新统计，全球两亿多网民中，就有1 140万人患有不同程度的网络综合征。

一、网络综合征患者的主要表现

1. 在网上持续操作的时间失控

为了达到自我满足，不惜增加大量网上操作时间，随着感觉乐趣不断增强，欲罢不能，难于自控，并为此常对人说谎。早晨起床后，就有一种上网的需求。有关网络上的情况，反复出现在梦中或想象中。

2. 对现实生活不满足

患者多沉湎于网上自由说谈或网上互动游戏，并由此而忽视了现实生活的存在。

3. 身心依赖

初时是精神上的依赖，渴望上网"遨游"。后来，发展为躯体依赖，多表现为平时情绪低落、头昏眼花、双手颤抖、疲乏无力、食欲不振等。

4. 离群索居

一个人平均每个周期有五个小时以上的时间花在电脑上，那么这些人中，13%会减少与朋友、家人相处的时间；26%的人会减少与朋友的言语交流；8%的人逐渐与社会隔离，有一些人因迷上电脑而出现学业、工作荒废、性格孤僻、人际交往困难，有的甚至出现心理异常。有人把这些现象称为"电脑孤独综合征"。

5. 对网友的过度、不切实际的信任

他们认为因为人们都不用真名，很少感到害羞，他们就更能够敞开心扉，甚至愿意大胆暴露自己的缺点。

6. 成瘾

上网时间过长，使得大脑相关高级神经中枢持续处于高度兴奋状态，引起肾上腺素水平异常增高，交感神经过度兴奋，使血压升高。这些劣性改变，可伴随着一系列复杂的生理和生物化学变化，尤其是自主神经功能紊乱，体内激素水平失衡，会使免疫功能降低，导致种种疾患。

除上述诸症状外，亦会诱发心血管疾病、胃肠神经官能症、紧张性头痛，还伴有性情异常改变，如焦虑忧郁、动辄发怒等。同时，由于眼睛过久注视电脑显示屏，可使视网膜上的感光物质视紫红质消耗过多，若未能及时补充其合成物质维生素 A 和相关蛋白质，会导致视力下降、眼痛、怕光、流泪、暗适应能力降低等。

国外学者还发现，网络综合征患者起初不愿承认自己有这种病症或不能正视问题的存在，待病情严重时才不得不去就医。

据《新闻晨报》2000 年 12 月 9 日的报道，武汉一名 22 岁的文科大二女生被网络虚幻的精彩所迷惑，用微薄的生活费办了一张上网卡，两年间沉迷其中，以致出现精神障碍，连父母也不认识。住院治疗一个多月，才恢复了理智。前日，她谈起往事仍后怕不已。一年前开始逃课，近半年，连吃饭睡觉都顾不上，学业也日渐荒废。直到她频频胡言乱语，老觉得人人都戴着面具，世上一切都是假的，无法正常起居，大家才赶紧将她送到医院。父母闻讯从老家来看她，她竟视为陌生人。

可以预料，随着电脑的普及及网上信息的多样化，会有更多的人沉迷其中而不能自拔，这应引起全社会的关注。

二、电脑的其他危害

1. 对身体健康的直接影响

电脑显示器是利用电子枪发射电子束产生图像，并伴有辐射与电磁波。长期使用，会伤害人们的眼睛，诱发一些眼病，如青光眼；键盘上键位密集，键面有一定的弹力和阻力，长期击键会对手指和上肢不利；操作电脑时，体形和全身难得有变化，操作向着高速、单一、重复的特点发展，强迫体位比重越来越大，容易导致肌肉、骨骼系统的疾患。其中，计算机操作时所累及的主要部位有腰、颈、肩、肘、腕部等。

2. 电脑微波对身体的危害

电脑低能量的 X 射线和低频电磁辐射，容易引起人们中枢神经失调。英国一项办公室电磁波研究证实，电脑屏幕发出的低频辐射与磁场，会导致 7～19 种病症，包括眼睛痒、颈背痛、短暂失去记忆、暴躁及抑郁等。对女性还易造成生殖机能及胚胎发育异常。

据对武汉市 200 多名银行系统从事电脑操作者调查表明，有 35% 以上女性出现痛经、经期延长等症状，少数妇女还发生早产或流产。世界卫生组织的研究指出，孕妇每周使用 20 小时以上电脑，其流产发生率增加 80% 以上。同时，还可能导致胎儿畸形。

3. 增加精神和心理压力

操作电脑过程中注意力高度集中，眼、手指快速频繁运动，使生理、心理过度重负，从而产生睡眠多梦、神经衰弱、头部酸胀、机体免疫力下降，甚至会诱发一些精神方面的疾病。这种人易丧失自信，内心时常紧张、烦躁、焦虑不安，最终导致身心疲惫。

4. 电脑散发的气体危害呼吸系统

英国过敏症基金会的研究人员最近发表的一份研究报告指出，办公设备会释放有害人体健康的臭氧气体，而主要元凶是电脑、激光打印机等。这些臭氧气体不仅有毒，而且可能造成某些人呼吸困难。对于那些哮喘病和过敏症患者来说，情况就更为严重了。另外，较长时间待在臭氧气体浓度较高的地方，还会导致肺部发生病变。

三、电脑成瘾的原因

1. 网络信息的空前丰富，完全开辟了人的认知模式

由此引发的网络依赖是在不知不觉中形成的。人们可以从网络中获得比现实生活中更充足的信息，能够更大地改善效率。他们往往频繁地强化这种奖励效应，以至于无论从心理还是思想、价值观都与现实工作、生活脱节。

2. 不是所有玩电脑的人都成瘾，只是那些在生活中不太成功的人才出现

因为电脑中"虚拟"的世界可能让其忘掉现实生活中的苦恼，在这里找到理想中的自我，以至乐不思蜀。

3. 建立自己的人际关系

据巴思大学的研究证明，有 1/3 的网络用户接触网络的目的，是为了寻求建立某种在实际生活中得不到的人际关系。一位 28 岁的被采访者把网上冲浪比喻成到商店购物："如果找不到你理想的人或者你不喜欢某人的声音，你就可以一直点删除键。网络世界里的事情做起来最为轻松。"不管你接受与否，随着互联网的普及，对于精神孤独的人们来说，迪斯科舞厅和单身酒吧已经成了遥远的记忆，网恋则成为一个不得不正视的世界性话题。

四、上网的自我调适

客观地说，电脑对人体生理和心理方面的负面影响已日益受到人们的重视。在电脑普及程度比较高的国家里，"电脑综合征"已成为很普遍的现代病。为此，科学使用电脑，减少电脑和网络的危害十分必要。

1. 增强自我保健意识

如工作间隙注意适当休息。一般来说，电脑操作人员在连续工作 1 小时后应该休息 10 分钟左右，并且最好到操作室之外活动活动身体。平

时要加强体育锻炼，增强体能，要定期进行身体检查和自我心理测定。一旦发现生理、心理上的有关症状，可在一段时间内适当调整上机时间，缓解症状。

2. 注意工作环境

电脑室内光线要适宜，不可过亮或过暗，避免光线直接照射在荧光屏上产生干扰光线，工作室要保持通风干爽，使那些有害气体尽快排出，尽量用非击打式打印机，减少噪音等。

3. 注意正确的操作姿势

操作时，坐姿应正确舒适。应将电脑屏幕中心位置安装在与操作者胸部同一水平线上，最好使用可以调节高低的椅子。应有足够的空间伸放双脚，不要交叉双脚，以免影响血液循环。

4. 注意保护视力。要避免长时间连续操作电脑，眼睛与屏幕的距离应在40～50厘米，使双眼平视或轻度向下注视荧光屏，这样可使颈部肌肉轻松，并使眼球暴露于空气中的面积减小到最低。如果出现眼睛干涩、发红、有灼热或异感，眼皮沉重，看东西模糊，甚至出现眼球胀痛或头痛，那就需要到医院看眼科医生了。

5. 注意补充营养

电脑操作者在荧光屏前工作时间过长，视网膜上的视紫红质会被消耗掉，而视紫红质主要由维生素 A 合成。因此，电脑操作者应多吃些胡萝卜、白菜、豆芽、豆腐、红枣、橘子以及牛奶、鸡蛋、动物肝脏、瘦肉等食物，以补充人体内维生素 A 和蛋白质。多饮些茶，茶叶中的茶多酚等活性物质会有利于吸收与抵抗放射性物质。

6. 注意保持皮肤清洁

电脑荧光屏表面存在大量静电，其集聚的灰尘可转射到脸部和手的皮肤裸露处。时间久了，易发生斑疹、色素沉着，严重者甚至会引起皮肤病变等。

7. 成功教育

解决该问题并不只是防止电脑本身，而是该进行"成功教育"。让他们在现实生活中获得成功的体验，社会要给这些人创造成功的机会，不失时机地赞扬他的每一次进步。生活中获得成功体验，自然会减少对虚拟世界的依恋。

8. 自我约束

对于我国越来越多的网络一族来说，在上网学习、工作或拓宽自己知识面的同时，切不可忽视自身保健，尤其要防止网络综合征的发生，要在上网时间上自我约束，特别是在夜晚上网不可时间过长，谨防成瘾。

9. 丰富其他业余生活的内容

比如外出旅游、找朋友聊天、串门、散步、锻炼等，不可陷入"非上网不可"的泥潭。

10. 医学介入

一旦发生网络综合征，要尽早请医生妥善施治，必要时可安排心理治疗。

高技术综合征及应对

随着新产业、新职业、新技术的不断涌现，生产和消费更趋社会化，导致"高技术综合征"的产生。

一、什么是高技术综合征

高技术综合征，主要表现为易心悸、心慌、紧张不安、神经过敏，甚至有些人一想到电脑程序即感恐惧，全身出汗等。总之，高技术综合征是一种超生理和心理承受极限的"紧张状态病"。一些人因不堪忍受超负荷的精神压力，往往失去自控能力而服毒、投海、跳楼乃至触电自杀。

二、"高技术综合征"的应对

1. 面对现代社会的各种矛盾和压力，人们首先应增加自身的心理免疫力。只有自己坚强起来，才能应对社会的巨大的变化。

2. 企业领导要树立科学的健康卫生意识，注意给企业技术人员、职工以精神补偿，加强企业文化建设和健康教育，为员工创造一个宽松和谐、劳逸结合、有利于保持心理健康的良好环境。

3. 社会要对这种情况引起重视。缓解社会压力，建立宽松的生活导向。鼓励人们培养健康的生活方式，放松心情，不要盲目地攀比和随潮流。

第二职业综合征及应对

如今，从事第二职业的人日益增多，他们在追求经济效益的同时却忽略了自身的健康。

如今，从事第二职业的人日益增多，他们在追求经济效益的时候却忽略了自己的身心健康，有些人因此病倒住进了医院。医学专家将此病症命名为"第二职业综合征"。

表现是：精神萎靡，失眠多梦，食欲不振，记忆减退。

原因主要是身体过于劳累，精神过度紧张，饮食缺少规律，睡眠严重不足。

应对措施：

1. 人们在从事第二职业前，应深思熟虑，量力而行，不是生活所迫，避免参与。

2. 确需从事者，应选择最适合自己专长和时间的工作，注意劳逸结合。

3. 注意自己的身体状况，不要勉强。毕竟，身体是革命的本钱，要是累倒了，得不偿失。

夜生活综合征

经常性的夜生活在给人们带来享受的同时，也在悄悄地危害着人们的健康。

一、夜生活综合征的明显表现

1. 视力减退，由灯光高速变幻所致。

2. 神经中枢功能障碍，由娱乐过度造成。

3. 引起其他不必要的麻烦和痛苦。

如此，危害个人的健康和家庭和谐。

比如，老王在一家公司大大小小是个头儿，妻子脾气温和，一家人的日子过得挺不错。自从老王负责起公司的一笔巨额材料的买进工作以后，生活发生了大变化。好几个建材公司的人都来找他。红包什么的东西没有腐蚀老王，但有一个推销员找一个熟人作陪，请他去夜总会唱歌。老王迫于情面，去了一两次，居然迷上了里面的一个年轻漂亮的小姐。结局可想而知，单位的工作因此受到影响，公司对此很不满意。老婆闹着要离婚，家里闹得鸡飞狗跳。

二、防治办法

一句话，切勿沉湎于夜生活。

癌症患者的心理调适

患了恶性肿瘤的病人都不同程度地存在各种各样的心理问题，这些不良情绪严重地影响着病情的演变。

在抗癌症治疗的过程中，人们采用了各种各样的治疗手段，诸如手术切除肿块、放射治疗和化学药物治疗杀灭癌细胞，却常常忽略了心理因素的作用。几十年来，许多专家在心理因素与疾病关系上作了大量的研究，结果表明：情绪及个人特征与疾病的发生明显相关；患病后讲究心理免疫的人，比那些精神情绪较差的人易于战胜疾病获得康复。这是因为精神因素与机体内在的免疫功能潜力密切相关，积极的心理状态能增强机体的抗病能力。

在癌症的发病原因中，人们不仅发现有毒物质、遗传、免疫功能及不良饮食卫生习惯与癌症密切相关，同时观察到个性特征和心理社会因素对癌症的发生也有影响。国外有人提出癌症患者为 C 型行为模式的概念。

一、C 型行为心理特征

不善于宣泄和表达明显的焦虑、抑郁情绪，反而过分压制自己的负性情绪，尤其是竭力压抑原本应该发泄的愤怒情绪。

患了恶性肿瘤的病人都不同程度地存在着各种各样的心理问题，乃至心理障碍，从得知患癌时的极为否认，继之悲观绝望、焦虑、害怕甚至抑郁等，这些不良情绪严重影响着病情演变。在不良情绪状态下，通过心理——神经——内分泌——免疫轴的作用，可促进转移癌细胞的发展，导致患者提前死亡。这就是临床上比较常见的原来精神状态比较好，得知患有癌症后，病情急转而下的原因所在。

肿瘤形成与心理因素密切相关，肿瘤的治疗离不开心理治疗。

1. 树立战胜肿瘤的信心

面对现实，勇于同命运相抗衡。这是战胜癌症的原动力，也是康复的前提。当代心理免疫学的研究表明，人在罹患疾病之时需要"心量抗争"。只有对战胜疾病有信心的人，才能有效地调动机体内部的免疫力量，进而可促进早日康复，即"心理免疫"。

2. 了解病情，积极配合治疗

病人应了解、掌握自己所患肿瘤的名称、性质、医生的治疗方案，以便全身心地投入去病康复，配合治疗中去。

3. 合理安排生活和娱乐活动

科学而有规律的生活，可以使身心得到放松，情绪得到调节。

4. 了解伴随疾病出现的心理问题，调节自己的情绪

缓解紧张焦虑情绪，宣泄不满和恐惧，对于治疗大有好处。发现心理问题时，进行相应的心理治疗。

最后，寻求家庭成员及各种社会支持系统的帮助。家属和医务人员亦应配合做好病人的思想工作，给予耐心细致的开导、解释和劝慰，帮助患者树立起战胜疾病的"心理防线"。

二、抗癌成功例子

许多抗癌明星成功的例子，都证明了心理因素对癌症演变的影响。

进行心理调整，将有利于患者走出不良的负性精神困惑，以积极健康的心态对待疾病，早日康复。

有一位妇女，颈部长了一个肿块，经检查确诊为恶性肿瘤。当时她感到极度的恐惧和悲观，对生活失去信心，整天萎靡不振，甚至拒绝进食，肿瘤也一天比一天大，身体渐渐消瘦，不久上身便不能活动，头颈歪向一侧，右侧上肢瘫痪，肌肉萎缩，医生判断她最长只能活 3 个月。可是一次偶然的机会，一位心理医生遇见了她，详细了解病情后，对她进行了耐心的劝导，告诉她癌症并不是"不治之症"，可以努力去战胜它。心理医生向她介绍了心理免疫的作用，要求她在进行治疗时，保持乐观的情绪，尽量恢复正常起居，同时把颈部肿瘤看成敌人，想象自己的白细胞如同骑士的利剑，向瘤体砍去，并认为瘤体在渐渐缩小。在医生指导下，这位患者信心不断增强，情绪也渐渐乐观起来。一年后，她颈部的肿瘤消失了，又恢复了健康。

这个病例告诉我们，在疾病治疗过程中，一定不要忽视情绪的调节。在采用手术、放疗、化疗、免疫及中医治疗时，应结合使用心理治疗及护理。患者消极情绪的调控尤为重要，它直接影响到其他治疗措施的落实及治疗效果的好坏。大量事实说明，在病魔面前，心理防线一旦崩溃，则会成为疾病的牺牲品。

夜班与心理保健

如果夜班作业引起持续性疲劳，不论休息与否都难以消除，则表明该劳动者不适宜夜班作业。

夜班作业对人的生理有影响。整个值夜班期间，由于工作与睡眠在时间上发生矛盾，使人类长期形成的正常生物节奏受到干扰，再加上白天睡眠的环境条件差，受到日光、噪声、振动等影响，使睡眠时间由 8 小时左右，减短到 4～6 小时，而且睡眠的深度变浅、质量较差。时间一长，会使人感到每日劳动后体力和脑力耗损得不到完全补偿与恢复，造成疲劳的积累或过度，因而在连续夜班期间劳动者的疲倦感会逐渐加重，食欲下降，消化道疾病增多。

如果夜班作业所引起的持续性疲劳，不论休息与否都难以消除，即使常常服安眠药也无效时，则表明该劳动者不适宜于夜班作业。因此，某些单位硬性规定每个人必须上夜班的"一刀切"办法是不科学的。疲劳与异常睡眠同时存在，是一种随年龄、工龄增长而加重的进行性现象。当劳动者年满50岁和轮班作业工龄达30年及以上时，疲劳与睡眠不足会更快增长。因此，更不适合继续参加夜班作业。对女工的年龄与工龄要求似应更严一些。

此外，连续夜班作业的持续时间过长，如值7天夜班者，其听力、视力、神经功能共济反应均变迟钝，中枢神经反应能力也会降低。此外，还可见到劳动者的一般健康水平下降、体重减轻等现象。

夜班作业对劳动者的心理功能也会产生明显的不良影响。有人进行神经行为测试表明，各项指标的得分，在夜间都下降了。例如：跟踪行为在夜间的质和量都发生了改变，对复合信号刺激的反应时间也明显延长，警惕性明显降低。这种功能对工业监督检查和自动化生产仪表监视与调整都非常重要。因为，警惕性很高的任务需要在相对不变的荧光显示屏或仪表上寻找偶尔发生的微小的不正常变动，及时加以调整，以使生产得以正常进行。测试表明在夜间4～6点之间，劳动者的警惕性较之下午2～4点之间明显降低。

此外，人们由于几次轮夜班作业后，因睡眠不足常引起进一步的心理障碍。业已证明，发生睡眠不足，即使劳动者在轮值夜班作业完成后，改作其他班次作业，仍会出现间歇性的小失误。如果睡眠不足继续存在下去，则执行警惕性任务的效果，即使在白班、中班也会明显下降。

夜班作业对社会和家庭生活也有明显影响。长期值夜班的劳动者，白天需要休息，不宜参加社会活动，断绝了社会信息，使他们常常产生与世隔绝的孤独感。此外，由于与家庭成员有着不同的作息时间表，因此与家人团聚、组织家庭生活的时间较少。例如：在周末和节假日里，劳动者仍需工作，没有时间参加文娱活动或家务劳动，对家庭幸福都可能产生影响，尤其是夫妻双方都要轮流参加夜班劳动时，情况就更为不妙。由于彼此难以见面和交谈，家务工作未安排好，小孩的生活和学习无人照顾，久之，常互相抱怨而造成家庭不和。如何对夜班进行科学安排，既要保障生产，又要兼顾劳动者的身心健康，这不仅对生产的组织者是一种考验，对劳动者的心理素养也是一种考验。

第十章 几种心灵按摩的方法

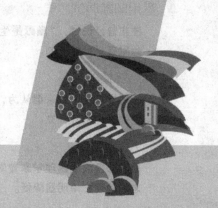

积极面对生活中的应激

日常生活中经常会发生一些使人感到紧张或不快的事件，我们称之为应激。

让自己活得快乐

内心的快乐跟脸上的快乐有很大的差别，前者能使你充满自信、对人生满怀希望，并带给周围的人同样的快乐。

做情绪的主人

喜怒哀乐是人之常情，关键是如何有效地调整、控制自己的情绪，做生活的主人，做情绪的主人。

冲出自己的思维定势

人一旦形成了思维定势，就会习惯性地思考问题，不愿也不会换个角度想问题。

让自己时刻保有活力

这是很重要的一种情绪，如果不能好好地照顾自己的身体，那就很难享受到拥有它的快乐。

保持好心情

好心情是生活中的好伴侣，是生活中的一剂良药，它让我们学会如何"享受"忧愁。

拓宽兴趣

兴趣是保持良好心理状态的重要条件，一个人的兴趣越广泛，适应能力就越强，心理压力就越小。

微笑疗法

笑是心理健康的润滑剂，有利于消除心理疲劳，活跃生活气氛。

运用幽默调试心灵

拉布曾经说过，"幽默是生活波涛中的救生圈。"确实，一个成功的人是以幽默感对付挫折的。

爱与温情的力量

心理学家和医学家都认为，爱情是双方思想、感情上的和谐，是心理活动上的一种相互补充。

与人为善

美国耶鲁大学病理学家曾对七千多人进行跟踪调查，结果表明，与人为善之人的死亡率明显降低。

做一个有毅力的人

你若想在这个世界上留下值得怀念的事，那就非得有毅力不可。

一定要有自信心

许多能够成就大事业的人，他们能成功的根本原因就在于拥有自信。

做你真正热爱的工作

有一份自己热爱的工作，有一个自己喜欢的人，大概这是世界上最美好的两件事了。

想做就做

要想做事有效率，最好是"想到就做"。

做事要有始有终

做事有始无终，也会使自己有负债感。

缓解压力

在重压之下，不同的人可能有不同的反应。没有良好的心态不仅会造成心理危机，也会导致机体损害。

宽容待人

穿梭于茫茫人海之中，面对一些小小的过失，常常一个淡淡的微笑、一句轻轻的歉语就能带来理解和包容。

要学会遗忘

要想学会生活，就要学会积极的遗忘。

积极面对生活中的应激

日常生活中经常会发生一些使人感到紧张或不快的事件，我们称之为应激。

一、应激并非坏事

从积极的一面看，应激能提高人们的活力。没有它，人们会感到没有一点儿动力。如果没有必须支付房租、消费而带来的应激，很多人可能宁愿选择睡大觉而不是去工作。适度的焦虑是考试前的复习和保证安全驾车所必要的。如果我们能够控制应激，任何应激性情况都可视为一种挑战——一种能产生有益结果的挑战。

常常有这样的说法：应激能致命。在工作、家庭以及自身问题上，应激会使人精疲力竭，走投无路。应激可能造成恶性循环。人处于应激状态，不思饮食，会引起营养不良，从而抗感染力下降，不愿向他人诉说，进而不与他人交往，从而引起抑郁状态；应激长期积累会导致怒火爆发，从而造成工作、家庭关系的紧张。这种感情上的紧张会给其带来精神上的痛苦，痛苦又会导致酒精和药物的滥用，最终导致灾难性的后果。

二、影响应激后果的因素

对于同样的应激源，相同的生活事件，不同的人可能会有不同的反应，这取决于以下几个因素：

1. 认知评价不同

对于同样生活事件的不同认识、理解、评价，引起不同的心理、生理变化。

2. 社会支持不同

当人受到压力、处于困境之中时，如果家庭、朋友、同学、同事、组织会热心帮助他，给予精神与物质上的支持，那么，便能很快摆脱困境。

3. 个性素质差异

人格发展不健全，对付应激的能力也差，受遗传因素的影响，较弱的生理器官更易发生应激反应性疾病。

三、如何对付应激

1. 做现实性的选择

世界上有些事虽可认识却无法改变，客观地面对现实，相机处理。

2. 了解自己的优势和不足

明确承认自己的力量有限，不必一个人去"包打天下"，懂得何时求助于人。

3. 向亲友倾诉内心的忧伤

跟亲友诉说你的怒气，通过体力活动消散怒气，或者干脆独自大喊大叫，都是可选用的变通办法。

4. 学会调息，保持放松

减轻应激最简单的办法是：找一个安静的地方坐下来，闭上双眼，做做深呼吸，从头部到脚尖依次循序全身肌肉放松并徐徐呼吸，总程为10～20分钟。

让自己活得快乐

内心的快乐跟脸上的快乐有很大的差别，前者能使你充满自信、对人生满怀希望，并带给周围的人同样的快乐。

当安东尼·罗宾把快乐这一项加在最重要的追求价值表内时，大家都说："你跟我们不太一样，你似乎很快乐。"事实上，罗宾的确很快乐，却从未表现在脸上。你知道吗，内心的快乐跟脸上的快乐有着很大的差别，前者能使你充满自信、对人生心怀希望、带给周围的人同样的快乐。当你不管遭遇了什么事，硬是在脸上浮现笑容，就会使你觉得再也没什么比这个更让你难受的了。

要想脸上表现出快乐的样子，并不是说要你不去理会所面对的困难，而是要学会如何保持快乐的心情，那样就有可能改变你生活中的许多事情。只要你能脸上常带笑容，就不会有太多的行动讯号引起你的痛苦。字典上对快乐下的定义是：觉得满足与幸福。德国哲学家康德则认为："快乐是我们的需求得到了满足。"

一、如何获得快乐

1. 主动寻觅、用心追求才能得到

追求快乐之道，有一个大前提，那就是要了解快乐不是唾手可得的。它既非一份礼物，也不是一项权利；你得主动寻觅、努力追求，才能得到。当你领悟出自己不能呆坐在那儿等候快乐降临的时候，你就已经在追求快乐的路途上跨出了一大步了。怎么样？感觉不坏吧？先别乐，等你走完其他九步之后，你就必能到达快乐的真正境界。

2. 扩大生活领域、尝试新的事物

当你肯尝试新的活动，接受新的挑战的时候，你会因为发现多了一个新的生活层面而惊喜不已。学习新的技术、开拓新的途径，都可以使人获得新的满足。可惜许多人往往忽略了这一点，平白丧失了使自己发挥潜能、获取快乐的良机。许多人以为自己应该等待一个适当的时机，以稳当的方法去开拓前程。这种想法未免过于保守，因为那个适当的时机可能永远不会到来。任何人的生命都不是精心设计、毫无差错的电脑程式，所以应该有准备迎接挑战的勇气。

3. 天下所有的事情并非只有一个答案

追求快乐的途径很多，不光是只有你死心眼认定的那一个。一般人往往认为自己这一生只能成功地担任一种工作，扮演一个角色，甚至以为如果不能得到或办到这一点，自己就永远不会快乐，这种想法未免太狭窄了。不能达成目标固然痛苦，可是这并不表示你从此就与快乐绝缘了，除非你自己要这样想。对事物应采取弹性的态度，不要冥顽不灵，记住任何最好的事都不一定只有一个。当然这并不是要你放弃实际可行、梦寐以求的目标，而是鼓励你全力以赴，使梦想实现。

4. 敢于追求梦想与希望

萧伯纳有一句名言："一般人只看到已经发生的事情而说为什么如此呢？我却梦想从未有过的事物，并问自己为什么不能呢？"年轻人尤其应该有梦想、有希望，因为奋斗的过程和达成目标一样，都能使人产生无比的快乐。你要有勇气梦想自己能成为一位名医、明星、杰出的科学家或作家等，而且要全力以赴，奔向理想。当然你的梦想要合理和具体可行，不要好高骛远，空做摘星美梦。比如天生一副乌鸦嗓子，就别梦想变成画眉鸟！还有，要记住，就算你无法达到这个目标，也并非世界末日。布朗宁曾说："啊！如果凡人所梦想的都唾手可得，那还要有天堂干吗？"

5. 只跟自己比，不和别人攀

从我们懂事以后，我们就感受到"成就"的压力，这种压力随着年龄的增长愈来愈强烈。因此年轻人处处想表现优异，以为自己非得十全十美，别人才会接纳自己、喜欢自己。一旦发觉自己处处不如人时，就开始伤心、自卑，结果当然毫无快乐可言。所以你应该用自己当衡量的标准，想想当初的起步错在哪里？如今有无进展？如果你真的已经尽了力，相信一定会今天比昨天好，明天比今天更好。

6. 关心周围的人和事

假如你对某些人、事、物很关心的话，你对生命的看法一定会大大地改观。如果你只为自己活着，相信你的生命就会变得很狭隘，处处受到局限。以自我为中心的人也许会不断地进步，却永远不容易感到满足。

那么你应该关心些什么呢？我们虽然平凡却可以做力所能及的很多事，像帮助学童上下学，为病人念念书，到老人院打打杂，把周围的环境打扫干净……只要付出一点点，你就会获得快乐。心理学家艾力逊曾经说过："只顾自己的人最终会变成自己的奴隶！"关怀别人的人，不但会对社会有所贡献，而且可以让自己免于过上枯燥乏味、毫无情趣的生活。

7. 不要太自信，也不能无信心

过分乐观的人总以为自己一定能达成所有的目标，因而忽略了沿途的险恶；极端悲观的人老是认为成功的希望非常渺茫，不敢迈步向前。这两种人都因此失去了许多机会。选定目标时，态度要客观，判断要实际，不要太有把握、掉以轻心，也不可缺少信心、畏首畏尾。

8. 步调太急时，要放慢一点

你可能从早到晚忙这忙那，像个时钟似地团团转。可是当你停下来思索片刻时，会不会觉得不太舒服，不够满意呢？许多人因为害怕面对空虚，就用很多琐事把时间填满，结果使生活的步调绷得太紧，反而得不到真正的快乐。把你所做的事全列出来，看看哪些是可以删除的，如此你才能挪出一点空闲的时间，好好轻松一下。闲暇也像一件奢侈品，可以使你感到满足。

9. 脸皮可以厚一点

根据专家调查研究，使人觉得满足的特点之一就是不要太在乎别人的批评，换句话说就是脸皮要厚一点儿。不要因外来的逆流而屈服，不要因为别人的冷言冷语就伤心气愤，以为自我受了莫大的伤害。倒是应该心平气和地反省一下，如果别人的批评正确，就改进向上。如果批评不公正，何不一笑置之？也许刚开始，你不太能掌握住应付批评的对策，因为你也许会很敏感，难免会有情绪上的反应，可是你要练习控制自己，这种技巧是终生受用的。

快乐的滋味如人饮水，因人而异。能使别人快乐的事物不一定能使你快乐。惟有你自己才知道该如何去追求快乐。请记住：千万可别守株待兔！快乐是只狡猾的兔子，你必须用心去追寻才能得到！

10. 快乐不是没有烦恼

每个人都有烦恼，但并非人人都不快乐。有些人只有很少的钱，但一样快乐。也有些人身家丰厚，但也不见得终日笑口常开。人能否一生都保持快乐的生活，取决于自己。

二、拥有快乐的秘诀

1. 没有人是完美的

必须承认自己的弱点，并乐意接受别人的建议、帮助和忠告，只要你勇于承认自己需要帮助，成功必然在望。

2. 从挫折中吸取教训

在面对失败时，所抱的态度应该是从中吸取经验，继续努力。

3. 生活必须诚实和富于正义感

这样才能吸引好朋友来帮助你。著名心理学家巴达斯曾经被问及："哪些是人类今天最基本及最深切的心理需要？"她回答说："人类需要爱。"但这不仅限于男女之间的爱。从心理学的观点看，好人永远快乐。

4. 能屈能伸

无论在顺境还是逆境中，我们的生活态度都应该处之泰然。有了错误，就应该立即改正。

5. 热心帮助别人

如果要获得真正的快乐并受人尊敬，应帮助别人，与别人关系融洽。

6. 要人待你好，你必须先对他人好

当你受到不平等待遇时，你必须宽恕和同情他人。

7. 坚守信念

当你做任何事时，必须坚持个人的信念。

8. 快乐永存心间

只要时常保持心境开朗，快乐是很难舍弃你的。

做情绪的主人

喜怒哀乐是人之常情，关键是如何有效调整、控制自己的情绪，做生活的主人，做情绪的主人。

许多人都懂得要做情绪的主人这个道理，但遇到具体问题就知难而退。"控制情绪实在是太难了"，言下之意就是"我是无法控制情绪的"。别小看这些自我否定的话，这是一种严重的不良暗示，它真的可以毁灭你的意志，丧失战胜自我的决心。还有的人习惯于抱怨生活，"没有人比我更倒霉了，生活对我太不公平。"在抱怨声中，他得到了片刻的安慰和解脱："这个问题怪生活而不怪我。"结果却因小失大，让自己无形中忽略了主宰生活的职责。想改变身处逆境的态度，要用开放性的语气对自己坚定地说："我一定能走出情绪的低谷，现在就让我来试一试！"这样你的自主性就会被启动，沿着它走下去就是一番崭新的天地，你会成为自己情绪的主人。

输入自我控制的意识，是开始驾驭自己的关键一步。曾经有个初中生，不会控制自己的情绪，常常和同学争吵。老师批评他没有涵养，他还不服气，甚至和老师争执。老师没有动怒而是拿出词典逐字逐句解释给他听，并列举了身边大量的例子。他嘴上没说，却早已心悦诚服。从此他有了自我控制的意识，经常提醒自己，主动调整情绪，自觉注意自己的言行。就在这种潜移默化中，他拥有了一个健康而成熟的情绪。

其实调整、控制情绪并没有你想象的那么难，只要掌握一些正确的方法，就可以很好地驾驭自己。在众多调整情绪的方法中，你可以先学一下"情绪转移法"，即暂时避开不良刺激，把注意力、精力和兴趣投入到另一项活动中去，以减轻不良情绪对自己的冲击。一个高考落榜的朋友，看到同学接到录取通知书时深感失落，但她没有让自己沉浸在这种不良情绪中，而是幽默地告别好友："我要去避难了。"然后，她出门旅游去了。风景如画的大自然深深地吸引了她，辽阔的海洋荡去了她心中的郁积。情绪平稳了，心胸开阔了，她又以良好的心态走进生活，面对现实。

可以转移的活动很多，最好还是根据自己的兴趣爱好以及外界事物对你的吸引力来选择，如参加各种文体活动、与亲朋好友倾谈、学习琴棋书画等。总之，将情绪转移到这些事情上来，尽量避免不良情绪的强烈撞击，减少心理创伤，也有利于情绪的及时稳定。

情绪的转移，关键是要主动、及时。不要让自己在消极情绪中沉溺太久，立刻行动起来，你会发现自己完全可以战胜情绪，也惟有你可以担此重任。下面介绍几种自我调节情绪的方法：

1. 意识调节

人的意识能够调节情绪的发生和强度，一般来说，思想修养水平较高的人，能更有效地调节自己的情绪。因为他们在遇到问题时，善于明理与宽容。

2. 语言调节

语言是影响人的情绪体验与表现的强有力工具，通过语言可以引起或抑制情绪反应，如林则徐在墙上挂有"制怒"二字的条幅，这是用语言来控制与调节情绪的例证。

3. 注意转移

把注意力从自己的消极情绪上转移到其他方面上去，俄国大文豪屠格涅夫曾劝告那些刚愎自用、喜欢争吵的人，在发言之前，应把舌头在嘴里转十个圈。这些劝导，对于缓和激情非常有益。

4. 行动转移

此法是把情绪转化为行动的力量，即把怒气转变为从事科学、文化、学习、工作、艺术、体育的力量。

5. 释放法

让愤怒者把有意见的、不公平的、义愤的事情坦率地说出来，以消怒气，或者面对着沙包、人头面像猛击几拳，可达到松弛神经功能的目的。

6. 自我控制

人们还可以用自我调控法控制情绪。即按一套特定的程序，以机体的一些随意反应去改善机体的另一些非随意反应，用心理过程影响生理过程，从而达到松弛入静的效果，以解除紧张和焦虑等不良情绪。

冲出自己的思维定势

人一旦形成了思维定势，就会习惯性地思考问题，不愿也不会换个角度想问题。

换个角度想问题，也许挫折和失败是对人的意志、决心和勇气的锻炼。

人一旦形成了思维定势，就会习惯性地思考问题，不愿也不会换个角度想问题。

在生活的旅途中，我们总是经年累月地按照一种既定的模式运行，从未尝试走别的路，这就容易衍生出消极厌世、疲沓乏味之感。所以，不妨换个思路行事。

很多人走不出思维定势，所以他们走不出宿命般的可悲结局；而一旦走出了思维定势，也许可以看到许多别样的人生风景，甚至可以创造新的奇迹。因此，从舞剑可以悟到书法之道；从飞鸟可以造出飞机；从蝙蝠可以联想到电波；从苹果落地可悟出万有引力……常爬山的应该去涉涉水，常跳高的应该去打打球，常划船的应该去驾驾车，常当官的应该去为民。换个位置、换个角度、换个思路，也许我们面前是一番新的天地。人是在经过了千锤百炼才成熟起来的，重要的是吸取教训，不犯或少犯重复性的错误。

让自己时刻保有活力

这是很重要的一种情绪，如果不能好好地照顾自己的身体，那就很难享受到拥有它的快乐。

要经常注意自己是否活力充沛，因为一切情绪都来自于身体，如果觉得有些情绪溢出常轨，那就赶紧检查一下身体。你的呼吸怎样？当我们觉得压力很大时，呼吸就会很不顺畅，这样就慢慢地把活力消耗掉了。如果你希望有个健康的身体，那就得好好学习正确的呼吸方法。

另外一个保持活力的方法，就是要维持身体足够的精力。怎样才能做到这一点呢？我们都知道，每天的身体活动都会消耗掉我们的精力，因而我们得适度休息，以补充失去的精力。请问你一天睡几个小时？如果你一般都得睡上8～10个小时的话，很可能有些多了。根据研究调查，大部分的人一天睡6～7小时就足够了。还有一个跟大家看法相反的发现，就是静坐并不能保存精力，这也就是为什么坐着也会觉得疲倦的原因。要想有精力，我们就必须"动"才行。研究发现，我们越是运动就越能产生精力，因为这样才能使大量的氧气进入身体，使所有的器官都活动起来。惟有身体健康才能产生活力，有活力才能让我们应付生活中各样的问题。由此可知，我们一定得好好培养出活力，这样也才能控制生活里的各样情绪。

当你的心里充满一些具有活力的情绪，那么经由对人群的服务，可以让大家一同来分享富足。

保持好心情

好心情是生活中的好伴侣，是生活中的一剂良药，它让我们学会如何"享受"忧愁。

好心情是初为人父母的兴奋，是乔迁新居的喜悦，是"会当凌绝顶，一览众山小"的豪迈。

215

好心情就像是欢畅的小溪在茂密的大森林中歌唱，不管前方有多大的阻碍，她都会怀揣着激情去碰撞，搏击后的浪花高高地越过阻挡，被阳光照得晶莹透亮。

好心情会让阴雨连绵的日子出现阳光，会让枯萎的花朵重新绽放，会让事业锦上添花，会让你灿烂成花，欢歌如风……

别人不相信，好心情有时能创造奇迹。就像庆典的夜空中绽放的礼花，随着一声炮响，它的美丽让人惊叹。

好心情可以伴你去飞翔，帮你鼓起勇气，树立信心，努力采撷生命中注定就该属于你的那份硕果。

愿你每天都有好心情!

拓宽兴趣

兴趣是保持良好心理状态的重要条件，一个人的兴趣越广泛，适应能力就越强，心理压力就越小。

同样是从领导岗位上退下来，有人因无所事事而郁郁寡欢，充满了失落感；有人则感到"无官一身轻"，充分利用空闲时间看书、写作、绘画、种花、练书法等。可见，拓宽兴趣有助于人们拥有好心情。

一、读书

书，是人类文化遗产的结晶，是人类智慧的仓库。英国学者培根说过："读书足以冶情，足以博彩，足以长才。怡情也，最见独处幽居之时；其博彩也，最见于高谈阔论之中；其长才也，最见于处世判事之际。"于是，世人甚爱读书。

读书的妙用如下:

1. 增长知识

培根曾经说过："读史使人明智，读诗使人灵秀，数学使人严密，物理学使人深刻，伦理学使人庄重，逻辑学、修辞学使人善辩；凡有学者，皆成性格。"读书，便能读懂历史，明了世界。

216

2. 陶冶情操

古人曰，"腹有诗书气自华。"知识真正成为心灵的一部分，可以显现出内在的涵养。

3. 调整心情

不同的书，看时有不同的时间与心情。吃饭的时候，适合看杂志；白天能挤出时间的时候，适合看小说；晚上独自一个人的时候，适合看散文、诗词。喜欢读书，就等于把生活中寂寞的时光换成巨大的享受时刻。

在忙碌而焦躁的生活里，在寂寞的风雨夜里，书籍可以给我们的心灵以温暖和充实。

当你遇到烦恼、忧愁和不快的事时，应首先学会自我解脱，去读一读或翻一翻你喜欢的书籍和杂志，分散心思、改变心态、冷静情绪、减少精神痛苦。

4. 寻找高尚的朋友和指引

书可以成为一个忠实的朋友、一个良好的导师、一个可爱的伴侣和一个婉约的安慰者。雨果曾经说过："各种蠢事，在每天阅读好书的情况下，仿佛烤在火上一样，渐渐熔化。"心灵是智慧之根，要用知识去浇灌。只有这样，才能在生活中运筹帷幄，决胜于千里之外，能有指挥若定的挥挥洒洒。如范仲淹"胸中自有十万甲兵"，如诸葛孔明悠然抚琴退强兵。

二、看看童话

当人们的心理状态趋于不平衡时，常常会出现烦躁、紧张、苦闷、愤怒、猜疑、忧郁等情绪。用阅读童话来调节自身情绪，是一种行之有效的方法。

当然，童话能消除人的烦恼，调节人们心理的不平衡，主要是心理防御机制中的退行机制作用的结果。毕竟，我们不能一直沉溺在童话制造的美丽世界中。

童话是为儿童作的，它的内容单纯、质朴、生动、活泼和理想化。当人们阅读童话时，往往会被作品中的童心和美好的理想所感染，唤醒童年沉睡的记忆。同时，作品中描写的富有灵性的花鸟鱼虫和各种动物，还有天真可爱的小灵通、白雪公主、灰姑娘……都在人们的心中引起强烈的美感。这样，人们便超越了自己的处境进入了另一个世界中去，心理上的压力被解脱了，心情舒畅无比，从而达到了一种心理上的平衡。精神也变得愉快、振作和积极了。当然，有的人在重新回到现实中来的时候，似乎感到有碍心理平衡的事物仍然存在，但在此时，已经能用一种崭新的心态来对待它了。

此外，童话可以教会我们用简单的视角来看问题。有时候，我们往往被许多自认为复杂的事情弄乱了手脚，反而看不出简单的道理。

三、听歌

音乐疗法是治疗心理疾病的一种有效方法。古今中外都有音乐能疗疾之说。音乐可以陶冶情操，人可从音乐中获得力量。听歌不仅是一种美的享受，它还能调节人的情绪。当心情沮丧、闷闷不乐时，打开唱机，听听歌曲，不仅可享受到美的艺术，而且可陶冶情操、激发热情、兴奋大脑，使人从中获得生活的力量和勇气。

事实上，音乐能够被作为一种深具潜力的治疗工具，是由它所潜在的特性决定的：

1. 音乐能直接影响一个人的内在感情。
2. 音乐能使一个人得到对"美"的满足感。
3. 音乐能诱发一个人的活动力。
4. 音乐是多元性的。
5. 音乐是一种非语言的沟通工具。
6. 音乐有一定的构造性与组织性。
7. 音乐活动能使一个人感到自我满足。
8. 音乐活动能促进一个人统合运动机能。
9. 音乐活动能帮助一个人宣泄内在的情绪。
10. 团体音乐活动能帮助促进人际关系。

音乐治疗的理论基础如下：

虽然经过许多学者数十年的努力，音乐治疗的效果至今仍没有一致性的定论。不过已有一些源自经验性研究结果的理论性概念被发展出来，其中有部分概念更可被引以作为支持用音乐治疗一种独特的治疗模式的证据，摘要这些发现如下：

1. 音乐可引发生理反应，但很难预料这些反应的方向。

2. 音乐可引发心理（情绪/情感）反应。

3. 音乐或许能引发想象及联想。

4. 音乐可引发认知反应。

5. 音乐有引发生理及心理"共鸣"的潜力。

6. 每一个个体对音乐的生理、心理的与认知的反应均是独一无二的。

7. 音乐可同时引发心理、认知及生理的反应。

8. 每一个个体对音乐既有的了解程度及喜好度，与所引发的心理及生理反应很有关系。另外，其他的一些个人差异性也会影响对音乐的反应。

9. 音乐的成分与音乐整体一样，均会对心理及生理产生影响。

10. 音乐对其他治疗方法可能有增强或减弱的影响。

11. 对音乐的心理及生理反应，可能是不一致的或相反的。

12. 除了聆听之外，某些音乐经验可能有助于压力处理。

13. 音乐的震动特性可能成为压力处理的有利因素。

14. 对音乐之生理的、心理的或认知的反应，可能因音乐训练而异。

15. 由于音乐主要应用在右大脑半球的功能，或许可用来阻断左大脑活动或促进右大脑的运作。

16. 音乐可作为正增强物强化想要的行为，聆听或参与音乐历程是一种愉快的经验。

17. 音乐可作为一种结构性暗示，提供个体生理放松的线索，亦可当做注意集中点，因而可从分心状态或诱发焦虑之思考中再集中注意力。

18. 音乐可作为放松及积极性感情反应的一种诱发刺激。

19. 音乐或许可作为自律神经系统活动的一种制约刺激物。

四、赏花

置身于花木之中，以花为伴，与花交友，使人心舒气爽，忘却心中不快，仿佛心中也会开出五彩鲜花来。为了赏花之便，不妨在阳台或室内育几株花，视为伙伴。在心烦意乱时，走到阳台上看看花，浇浇水，调整一下情绪。还可以到花园中散步，以花为伴，观其千姿争艳，赏其万缕馨香，舒心爽气，心旷神怡，乐在其中。遇到不如意事时，摘摘枯黄的花叶，浇浇生菜或坐在葡萄架下品尝水果，都可有效地调整不良情绪。

五、钓鱼

除少数执著追求自己本职事业者外，许多人能培养自己的业余爱好。集邮、打球、钓鱼、玩牌、跳舞等都能使业余生活丰富多彩。每当心情不愉快时，完全可全身心扎到自己的爱好之中。许多人偏好钓鱼。他们认为，钓鱼可以培养人的耐心和忍耐力。在河边一动不动，一坐就是半天，这本来就是一种修身养性的好方法。再加上钓鱼的地点往往是山明水秀的地方，人看看远处的山、近处的水，也是一种很好的享受。更不用说能吃到自己钓到的鱼是一件多么有成就感的事了。

六、旅游

远离钢筋混凝土的城市，抽时间与自然进行交流。下决心独自一人在山上、海边或宁静的湖畔待上一整天，远离现代文明和舒适的度假地、宾馆和餐馆。你什么也不需要做，只需待在那儿，感觉这个地方是你自己的栖息地和家。坐下来或悠闲地散步，全身心地接受你所看、所嗅、所感和所听到的东西。你会意识到你正在开始体验自己是宇宙的一部分，是宁静、智慧和秩序。看看天空，想一想你可能看不到却知道它们存在的星星。像它们一样，你在这个广阔的宇宙中有自己的位置。你开始有一种将此处当作家的归属感。你的内心可能会发出微弱的声音，抱怨这样做是没有用的，是在浪费宝贵的时间，是幼稚、愚蠢的，也可能会说你目前有许多重要的事情要做，不能这样什么也不做。不管你内心发出什么声音，都要迫使自己完成这个经历。你很可能从中学到很多东西。

找个周末的时间，骑着车子，与几个好友或妻子儿女一块到外面去玩。沿路有花，有草，那该有多美！一路上，可以唱歌，说说笑话，打打闹闹，将不愉快的事情和压力完全抛在脑后。相信你一定会得到无与伦比的乐趣，想想那将是怎样愉快的生活啊！

七、养宠物

养宠物是寄托感情的一种很好的方法。有意饲养猫、狗、鸟、鱼等小动物有时能起到排遣烦恼的作用。在当今社会，许多老年人都是独居。他们如果收养一些小动物，那么无论在精神上还是健康上都会有些好处。特别是残疾人和某些特殊病人，他们在与常人接触时感到窘迫，而小动物可以给他们无法替代的慰藉，能产生任何药物都无法达到的效果，使得人们得到快慰和满足。

微笑疗法

笑是心理健康的润滑剂，有利于消除心理疲劳，活跃生活气氛。

微笑能放松自己，微笑能让自己开心，微笑能将面部肌肉的神经冲动传递到大脑的情绪控制中心，使得神经中枢的化学物质发生改变，从而使心情趋向平静。

心病可用"笑疗"医。"笑疗"是指用开心一"笑"来疗疾，是治疗"心病"的一种好方法。传说，在清朝有位县太爷，因患心病整天愁眉苦脸，郁郁寡欢，食不甘味，睡眠也不安稳。日子长了，只见他日渐憔悴。家人到处求医，疗效甚微。有一天，当地一位医术高明的老郎中得知此事，便上门诊病。在为县太爷把脉之后，一本正经地说："你乃是得了月经不调之症。"这县太爷听了立即笑得前仰后合，说："此言谬也。"便把郎中逐出。后来，这县太爷逢人便讲此事，每次都笑声不止。谁知没多久，他的病竟然好了。这使他恍然大悟，原来这是郎中的治病妙招。其实，是"笑疗"治愈了县太爷的抑郁症。

一、微笑的作用

1. 传达对别人的信任

学会在陌生的环境里微笑，首先是一种心理的放松和坦然。对待陌生人，我们该多一些真诚和善。放下戒备，我们的内心不会再疲惫和紧张，我们也会变得轻松而愉快，人与人之间虽无言但很默契，我们在陌生的环境里感到的不再是陌生冰冷，而是融洽和温暖。

2. 传达给别人"相信我"的信息

学会在陌生的环境里微笑，还是一种自尊、自爱、自信的表现。微笑来源于内心的善良、宽容和无私，表现的是一种坦荡和大度。

3. 自我心态调整

每天对自己一笑，就能自我调节情绪。给自己一份轻松，一份自信，让自己有一种良好的心态。

4. 调节紧张气氛

这是一位老师的亲身体会：我是一名小学老师，每天都要面对着孩子们，我越来越觉得，一个可人的微笑，将会给孩子们带来无穷的乐趣。我还清楚地记得不久前发生的一件事。那天早晨，当我走进教室时，发现卫生还没有打扫好，学生们跑的跑，闹的闹，乱成了一锅粥。见此情形，我气不打一处来，对他们大发了一顿脾气。随后的讲课过程中，同学们沉默异常。从他们惊恐的眼神里，我明白自己刚才犯了错误。于是我想到该活跃一下气氛了，微笑着问："怎么了？你们还没有睡醒呀?"孩子们立刻笑了。几个胆大的笑答："醒了!"我明显地感觉到他们松了一口气。在轻松、愉快的气氛中，我顺利地完成了后半堂课。

5. 传达宽容和爱

微笑实在是一种非常富有感染力的表情。它证明你内心不带虚饰，自然而然地流露喜悦。这种快乐的情绪还会像阳光一样，给别人带来温暖，给他人留下了一个良好的第一印象。

6. 表达坚强的信念

对于自己来说，微笑也是一剂强心剂。我们脸上的表情是我们内心世界情绪波动的晴雨表。可以想象，一个不善于微笑、整天肌肉紧张的人一定是生活在压力之下痛苦不堪的人，无论这种压力是积极的还是消极的。只有真正自信和开心的人，才能有发自内心的微笑。一个人在接踵而至的不幸中，仍能示人以如花般的微笑，更能让人深深感受到那种蕴含在微笑后面坚实的、无可比拟的力量。那是一种对生活巨大的热忱和信心，一种高格调的真诚与豁达，一种直面人生的成熟与智慧。这才是支撑起幸福的基石。只要具备了这种淡然如云、微笑如花的人生态度，那么，任何困境和不幸都能被锤炼成通向平安幸福的阶梯。

7. 微笑是一种生活态度

它是我们可以奉为座右铭的处世法则。它可以让我们的苦恼在不知不觉中消解，它可以消除敌手和同事天然或潜在的紧张对峙。它是一种令人会意的情感，它更是迎接新挑战的最好的宣示。微笑，在现实生活中就是一种万能剂。

有一家大企业集团的人力资源部经理说过，在某些时候，他宁愿雇佣一个学历略逊一筹的职员——如果他（她）有一张可爱的微笑的脸，而不会去雇佣一个学历甚高但整天板着一张脸、面无表情的人。

注意，不是张嘴就代表微笑。微笑是一种真实的、热诚的、发自内心的欢快表情。人在微笑的时候表情最自然，任何一点儿虚伪和做作都会让微笑的对象产生厌倦和反感。

微笑着面对生活是很重要的。有人说生活是一面镜子，你冲它笑，它就对你笑；你冲它哭，它就冲你哭。是哭是笑，取决于你怎样面对它。如果你愿意去寻求人生的智慧，培养良好的心态，勇敢面对这个世界的一切，那么，就从微笑做起吧！

现在，有不少人因得了抑郁症或其他类型的心病，不妨也采用"笑疗"的方法，自己为自己治病。

二、微笑疗法的具体做法

当自己感觉苦闷、忧愁而又难以摆脱时，采取"逆向思维"法，多听听相声、小品、喜剧，在阵阵欢笑中化开心中的郁结，这比任何药物或许更管用。

多和那些喜欢幽默，又好说笑话的朋友接触。与他们在一起，幽默的话语不绝于耳，一个个笑话让人心中充满欢悦。有时，还会从笑声中得到不少人生的感悟。

平时多看些娱乐节目，当你沉浸于会心的笑意中，那些郁闷就会一扫而光。

找友人聊天，和性格开朗的人相聚，把心中的不快说出来，给心灵来个"减负"，并从别人的劝解中释疑解惑，从而获得好心情。

找个环境优雅之处，静下心来专门去想那些可乐的事儿，或一段相声，或一件让人捧腹的事儿，也可以自己突发奇想，假设出一些让人笑的事，这样你会情不自禁地笑出声来。

"笑疗"是一种自我疗法，也不用去医院，更不用花钱，可谓简便易行，且无副作用。若有心病，不妨试一试。

运用幽默调试心灵

拉布曾经说过，幽默是生活波涛中的救生圈。确实，一个成功的人是以幽默感对付挫折的。

在人生道路上，挫折和失败是常有的事，如果忍受挫折的心理能力得不到提高，则焦虑和紧张就会常常困扰我们的身心。假如拥有幽默，也就具有了随环境变化不断加以调节自我心理的有力武器，即可利用幽默减轻生活中因失败带来的痛苦。

拉布曾经说过，"幽默是生活波涛中的救生圈。"确实，一个成功的人是以幽默感对付挫折的。幽默能使尴尬变为融洽，化干戈为玉帛。家庭中有了幽默，便有了欢乐和幸福；夫妻间有了幽默，便能相知相契。适时的幽他一默，可以缓解紧张气氛，润滑人际关系，找回平衡；适时幽自己一默，可以避免妄自尊大，看清自己。

此外，幽默感也是一个人心理是否健康的一个指标。我认为，幽默感离不开幽默；有什么样的幽默就有相应的幽默感。或者说，你对幽默的特殊理解，也赋予你对幽默感的认识。

真正的幽默能够洞悉各种琐屑、卑微的事物所掩藏的深刻本质。它是一种艺术手法，轻松、戏谑但又含有审美特征，表现为意识对审美对象所采取的内庄外谐的态度。幽默在引人发笑的同时，竭力引导人们对笑的对象进行深入的思考。

幽默常会给人带来欢乐，其特点主要表现为机智、自嘲，调侃、风趣等。确实，幽默有助于消除敌意，缓解摩擦，防止矛盾升级，还有人认为幽默还能激励士气，提高生产效率。美国科罗拉多州的一家公司通过调查证实，参加过幽默训练的中层主管，在 9 个月内生产量提高了 15%，而病假次数则减少了一半。测验证明了沉闷乏味的人和具有幽默感的人，在以下几个方面存在着差异，而这些差异正是幽默感心理调节功能和作用所在。

智商经多次心理测验证实，幽默感测试成绩较高的人，往往智商测验成绩也较高，而缺少幽默感的人其测试成绩平平，有的甚至明显缺乏应变能力。

具有幽默感的人，在日常生活中都有比较好的人缘，他可在短期内缩短人际交往的距离，赢得对方的好感和信赖。缺乏幽默感的人，会在一定程度上影响交往，也会使自己在别人心目中的形象大打折扣。

在工作中善于运用幽默技巧的人，总是能保持一个良好的心态。据统计，那些在工作中取得成就的人，并非都是最勤奋的人，而是善于理解他人和颇有幽默感的人。

对待困难表现幽默，能使人在困难面前表现得更为乐观、豁达。所以，拥有幽默感的人即使面对困难也会轻松自如，利用幽默消除工作上带来的紧张和焦虑。缺乏幽默感的人，只能默默承受痛苦，甚至难以解脱。这无疑增加了自己的心理负担。

显而易见，人们具有幽默感，有助于身心健康。因此，要善于培养幽默感，如有机会可参加专门的幽默训练，但更重要的还是，从自我心理修养和锻炼出发来提高自己。

1. 释放心襟，开阔心胸

不要对自己有不切实际的过高要求，不要过于在意别人对自己的看法，要学会善意地理解别人。正确地认识自我，不论在什么样的环境中总是保持一种愉悦向上的好心情。

2. 主动交际，缓解压力

交往是人的本能行为，主动扩大交际面，有利于缓解工作压力。在人际交往中，使自己交际方式大众化，与人为善，主动帮助他人，从中获得人生乐趣。

3. 幽默就是力量

如果在交往中逐步掌握了幽默技巧，就会巧妙地应付各种尴尬的局面，很好地调节生活，甚至改变人生，使生活充满欢乐。

4. 掌握幽默的基本技巧

带着笑容思考，把快乐带给别人的人，自己必然也是个快乐的人。时刻以快乐的心情拥抱生活，就连思考时也面带笑容，便会自然而然地产生幽默感。

5. 必要时先"幽自己一默"

即自嘲，开自己的玩笑。

6. 突发奇想地转换思维

打破墨守成规的习惯，很容易引发幽默。试着换一种思维方式或做出令人意外的举动，或是改变谈话的前后顺序。发挥想象力，把两不同事物或想法连贯起来，以产生意想不到的效果。

7. 提高语言表达能力

注重与形体语言的搭配和组合。

8. 养成每时每刻准备发挥幽默的习惯

经常记一些有趣的故事并加以润色，使之成为自己独特的小幽默。

9. 循规蹈矩的语言或行动方式不能引发幽默

幽默是对习惯的一种偏离，突然转换话题或夸张的表演自然会引人发笑，精心设计的故意失误也会令人捧腹。

有位年轻人，一面查看那辆崭新摩托车被撞后的残骸，一面对周围的人说："唉，我以前总说，有一天能有一辆摩托车就好了。现在我真有了一辆车，而且真的只有一天。"周围的人哈哈大笑起来。对这个年轻人来说，车被撞已无可挽回，但他并没有看得很重，而是利用幽默的力量，既减轻了自身的痛苦和不愉快，又给围观的人带来了一片欢乐。

爱与温情的力量

心理学家和医学家都认为，爱情是双方思想、感情上的和谐，是心理活动上的一种相互补充。

事实上，和谐的人际关系往往会带给我们许多乐趣。

任何负面的情绪在与爱接触后，就如冰雪遇上了阳光，很容易消融。如果现在有个人跟你发脾气，你只要始终对他施以爱心和温情，他便会改变先前的情绪。

福克斯说的好，只要你有足够的爱心，就可以成为全世界最有影响力的人。

爱情也有助于健康。心理学家和医学家都认为，爱情是双方思想、感情上的和谐，是心理活动上的一种相互补充。两情缱绻的幸福欢乐使这种心理转为生理上的效应，从而使双方体内分泌出一些有益于健康的物质。反之，互相嫌弃、讨厌甚至敌视，则会分泌出有害物质，损害健康。我国医学名著《素女经》说："男女不和则意动，意动则神劳，神劳而损寿。"正是这个道理。还有，唱歌吟诵，心宽大度，淡泊名利，都能使人健康。

与人为善

美国耶鲁大学病理学家曾对七千多人进行跟踪调查，结果表明，与人为善之人的死亡率明显降低。

与人为善，有助于健康。美国耶鲁大学病理学家曾对七千多人进行跟踪调查。结果表明，与人为善之人的死亡率明显降低。作家巴尔扎克曾说："灵魂要吸收另一颗灵魂的感情来充实自己，然后以更丰富的感情回送给人家。人与人之间要没有这点儿美妙的关系，心就没有生机。它缺乏空气，它会难受枯萎。"

与人为善要求多舍少求。求俗话说"知足者常乐"，老是抱怨自己吃亏的人，的确很难愉快起来，更别提与人为善了。多奉献少索取的人，总是心胸坦荡，笑口常开。整天与别人计较工资、奖金、提成、隐性收入的人心理怎么会平衡？只有听之任之，给多少也不在意的人心情才比较稳定。对别人能广施仁慈之心，包括素不相识的路人遭遇困难时也能慷慨解囊、毫不吝啬的人，很少出现烦心事。

人与人之间难免有争吵、有纠葛。只要不是原则性问题，就不妨"糊涂"一点儿。不要"得理不让人，无理争三分"，更不要因一些鸡毛蒜皮的小事争得脸红脖子粗而伤了和气。

某天午夜时分，罗兵驾车在高速公路上飞驰，心中想着："我得怎样做才能改变人生？"突然有个意念闪过脑际，罗兵如大梦初醒，兴奋得难以自持，随即把车开下交通道并停在路边，在笔记上写下了这句话："生活的秘诀就在于给予。"

作为这个社会的一分子，如果我们所说的话或所做的事，不仅能丰富自己的人生，同时还可以帮助别人，那种心情是再令人兴奋不过了。常常我们会被那些为了追求人生最高价值之人的故事所感动，他们无条件地去关心人们，带给人们极大的福气。每天我们都应该好好省思，到底能为人们做些什么事，别只想到自己的好处。

　　一个能够不断地独善其身并兼善天下的人，必然是因他明白人生的意义，那种精神不是金钱、名誉、夸奖所能比的。拥有服务精神的人生是无价的，如果人人都效法，这个世界定然会比今天更美好。

做一个有毅力的人

你若想在这个世界上留下值得怀念的事，那就非得有毅力不可。

　　上面所说的都很有价值，然而你若是想在这个世界留下值得让人怀念的事迹，那就非得有毅力不可。毅力能够决定我们在面对困难、失败、诱惑时的态度，看看我们是倒下去了还是屹立不动。如果你想减轻体重、如果你想重振事业、如果你想把任何事做到底，单单靠着"一时的热乎劲儿"是不成的。你一定得具备毅力，方能成事。那是你产生行动的动力源头，能把你推向任何想追求的目标。具备毅力的人，他的行动必然前后一致，不达目标绝不罢休。

　　安东尼·罗宾认为，只要你有毅力，就能够做成任何大事。反之，缺了毅力，你就注定失败和失望。一个人之所以敢于冒险去做任何事情，凭的就是他的勇气，而勇气则源于毅力。一个人做事的态度是勇往直前还是半途而废，就看他是否时常练习他的毅力"情绪肌肉"。埋着头硬干，不表示就是有毅力，必得能察看出实际情况的变化，并不失时机地改变自己的做法。试问，如果你只要走两步路便能找到出口，难道非得把墙打个洞才能出去吗？

一定要有自信心

许多能够成就大事业的人，他们能成功的根本原因就在于拥有自信。

　　不轻易动摇的信心是我们每个人所向往的，如果你想一直都有信心，甚至对于始终未曾接触过的范围，那么你一定要从心里建立起"有信心"的信念。你得从此刻便开始学习想象并感受那份信心，相信自己有资格取得，但不可能光做白日梦，希望未来有一天它会平白地冒出来。当你有信心，就敢于尝试、敢于去冒险。要想建立信心，有一个办法，那就是不断练习去使用它。如果有人问你是否有信心能把鞋带系好？相信你会以十足的信心回答说没问题。为什么你敢说得那么肯定？只因为你做这件事情已经成千上万次了。同样的道理，如果你能不断从各方面练习自己的信心，迟早有一天你会发现，不知何时信心已在那里。

要想使自己能做很多事情，你一定得去训练你的信心，千万不要害怕。很可惜的是，有许多人就因为害怕而不敢去做，甚至根本还没做就已经退缩了。在此需要告诉各位，许多成大事、立大业的人，他们成功的根本原因就在于所拥有的信心。想想看，在他们之前可能还没有任何可以借鉴的例子呢！是信心，推动着人类不断向前。

做你真正热爱的工作

有一份自己热爱的工作，有一个自己喜欢的人，大概这是世界上最美好的两件事了。

林甜甜毕业于师范大学，可是她就是不喜欢当教师，因为她觉得自己表达能力实在欠缺。每次听到底下的学生在旁窃笑，她就以为是自己的课程教得不好，这使她的自信心受到极大打击。其实富有艺术才华的她，在中学时代就酷爱美术并且她的画还获过奖。因为美术可以让她用笔去表达，而不是用口。在一位朋友的劝说下，她跳槽了，当然她跳槽之前也做了很多准备工作，去学了一些她觉得必须要掌握的东西。在另一位朋友的介绍下，她进了一家广告公司，现在她已经升任制作部经理，并且还是公司的股东之一。四年的时间，让她有了一种脱胎换骨的感觉。

所以，为什么不去寻找你所需要的工作呢？有时候一份你热爱的工作会为你带来自信、魅力，当然还有财富（精神上的和物质上的）。

不过仅凭一份热爱之情去开创你所梦想的事业是不够的。有了这种热情，你还需要寻求建议，进行市场调研，制订完整的计划，自我改善，并且学会从错误中吸取教训，因为每个人在开始时都会犯错。一旦梦想成真，你需要更加小心谨慎，一定要根据自己事业的特点谋求更大的发展。

虽然成功的感觉十分美好，而且像林甜甜那样的成功还伴随着金钱上的回报，但是能够做你梦想的事业才是真正的意义所在。

想做就做

要想做事有效率，最好是"想到就做"。

在日常生活中，有许多应该做的事，不是我们没有想到，而是我们没有立刻去做。时间一过，就把它忘了。

其原因，有时是因为忙，有时是因为懒。一个事务繁忙的人，想到某一件事该做，但他当时没有时间，于是想，"等一下再说吧！"但等一下后，为其他事务分神，就把这件事忘了。

有些人虽然不忙，可是，他喜欢拖延。该做的事虽然想到，却懒得立刻着手去做。心想，"等一下再做吧！"可是，等一下之后，他就忘了。或者事过境迁，失去当作的时机了。

养成"想到就做"的习惯之后，你就发现自己有了新的成绩，问题随手解决，事务即可办妥。这种爽利的感觉，会使你觉得生活充实，而心情愉快。

拖延的习惯，不但耽搁工作的进行，而且在自己精神上也是一种负担。事情未能随到随做，随做随了，却都堆在心上，既不去做，又不敢忘，实在比多做事情更加疲劳。

做事要有始有终

做事有始无终，也会使自己有负债感。

无论大小事，既经开始，就应勇往直前地把它做完。我国自古有传统，教孩子写字，无论有什么事打扰，也不准把一个字只写一半。即使这个字写错了，准备涂掉重写，也要把它写完了再涂。这正是教人不忽视任何小事的最好的起点。在日常小事上养成有始有终的好习惯，将来做事时才不会轻易地半途而废。

　　假如你有未完成的工作，未缝完的衣服，未写成的稿件等，希望你把它们找出来整理一下，安心去把它们完成。相信完成之后，你会觉得非常快乐。当它们未完成时，不过是些废物，而当你只要再付出一半或十分之二三的心力，把他们完成之后，那种意料之外的成功，会令你惊奇。

　　有些事，并不是我们不能做，而是我们不想做。只要我们肯再多付出一分心力和时间，就会发现，自己实在有许多未曾使用的潜在本领。

　　也有些人在面临一项新的工作时，会为其繁重与困难而心情紧张、沉重、不安。这些人大多较为拘谨而责任感又重。去除这种紧张、沉重与不安的办法，只有立刻着手去做这件事。当开始工作之后，他会很意外地发现，事实并不那么困难，从而对自己也有了信心。

　　"想到就做"不是一件难事，他只是需要明快、果决、有信心。但是，一件事情即经开始之后，是否能够有始有终，则要靠毅力与恒心。许多事往往在一开始时，凭一股冲力做了一阵儿，然后就渐渐觉得厌倦，加以任何工作总难免遭遇一些困难或外力的干扰，这时，不但兴趣消失，信心也没有了。很多工作多因此而中途停顿。只有那些能克服这些中途障碍的人，才是成功的人。

　　开始一件工作，所需的是决心与热诚；完成一件工作所需的是恒心与毅力。缺少热诚，工作无法开动。只有热诚而无恒心与毅力，工作不能完成。

缓解压力

　　在重压之下，不同的人可能有不同的反应。没有良好的心态不仅会造成心理危机，也会导致机体损害。

　　压力是生活的内容之一，现实生活中存在来自各方面的压力。面对压力如何控制自己的情绪，是修养素质。在重压之下，人们可能有不同的反应，或迎接挑战，或情绪低落，或麻木不仁，或举止失态……没有良好的心态不仅是心理危险，也是机体危险。人们的心理压力越重，越容易生病，如感冒、慢性病甚至易患危及生命的疾病。而且，在重压之下，也不容易看到光明，无法享受生活中的美好和乐趣。下面提供一些简单可行的调节方法。

一、放松疗法

放松疗法又称松弛疗法、放松训练，它是一种通过训练有意识地控制自身的心理生理活动、降低唤醒水平、改变机体紊乱功能的心理治疗方法。实践表明，心理、生理的放松，均有利于身心健康，达到治病的作用。

事实上，人们很久以前就在使用放松的方式来养生颐寿。像我国的气功、印度的瑜伽术、日本的坐禅，都是以放松达到心平气和，通体舒畅的目的。

放松疗法认为，一个人的心情反应包含"情绪"与"躯体"两部分。假如能改变"躯体"的反应，"情绪"也会随着改变。至于躯体的反应，除了受自主神经系统控制的"内脏内分泌"系统的反应，不宜随意操纵和控制外，受随意神经系统控制的"随意肌肉"反应，则可由人们的意念操纵。也就是说，经由人的意识可以把"随意肌肉"控制下来，再间接地把"情绪"松弛下来，建立轻松的心情状态。在日常生活中，当人们的心情紧张时，不仅"情绪"上"张皇失措"，连身体各部分的肌肉也变得紧张僵硬，即所谓心惊肉跳、呆若木鸡。当紧张的情绪松弛后，僵硬的肌肉还不能松弛下来，即可通过按摩、淋浴、睡眠等方式让其松弛。基于这一原理，"放松疗法"就是训练一个人，使其能随意地把自己的全身肌肉放松，以便随时保持心情轻松的状态。

放松疗法的实施：

1. 环境要求

房间安静整洁，光线柔和，周围没有噪音。行为施治者多用会谈室对求治者进行肌肉放松训练。

2. 声音要求

训练时，一般是施治者本人用语言指示求治者放松，说话声音应低沉、轻柔和愉快。

3. 准备工作

让求治者靠在沙发上，尽量使自己坐得舒适些，让求治者闭上眼睛。

二、深呼吸

呼吸并不只有维持生命的作用，吐纳之法还可以清新头脑，抚平纷乱的思绪。所以当你因压力太大而心跳加快时，不妨试着放松身心，做几个深呼吸。

进行深呼吸，能增加血液中的氧，有助于很快放松心情。简单用胸部快速浅呼吸只能导致心跳加快，肌肉紧张，会增加压力感。正确的呼吸方法是放松腰带，双手抚摸下腹，均匀平缓地深呼吸。想一想，为什么篮球运动员在投罚球前都会做一次深呼吸？

三、想象

听起来很新鲜，其实研究证明能有效地减轻压力，例如：设想自己在洗热水澡，自己在草地上漫步、踩着鹅卵石在没膝深的溪水中探行、躺在海滩上让潮水一遍一遍地冲刷身体。要注意想象一些声音、景象、气味等的细节。

四、自我按摩

按摩是中国的气功之一，全身保健按摩是活动全身的皮肤，穴位按摩是手指点按几个穴位，其中有印堂、风池、太阳、内关、外关、足三里和涌泉以及肩与颈之间的大块区域。按摩时，可以配合深呼吸和意念循环。

五、气功

气功是古老的学问，是将意念、动作、呼吸相结合的功夫。我们可以屈膝马步蹲裆，上体笔直，吸气时双手慢慢抬起，平肩；呼气时双手慢慢放下，多做几次。

六、轻松地结束，快乐地开始

以下是一些建议，让我们学会像善待他人一样关爱自己。

1. 小小的改变

有时我们感觉失意，是因为我们再也不会拥有像孩提时代一样的兴奋与快乐。

2. 假期里不要再看那些使人精神紧张的电视新闻节目，不妨收看一些能唤起童心的娱乐节目。

3. 租一些可以称作"精神食粮"的影碟欣赏。

4. 放松呼吸，做一次小小的休息，采取舒服的坐姿，将双手放于腹部，感觉呼吸时腹部的起伏。

5. 给需要帮助的人送一件礼物或做一件事情，你的快乐将比接受帮助的人还多。

6. 在帮助了别人或做了开心的事情之后，给自己一个小小的奖励。比如，一块巧克力或一枚硬币。

7. 忙碌之余，在出去购物前换上舒适的衣服和鞋子。

8. 购物时，别忘了寻找自己想要的东西。告诉售货员你需要什么，也许会有惊喜的发现。

9. 在出现疲惫、头疼或注意力不集中等"假期综合征"时，不妨在午后小睡片刻儿。

宽容待人

穿梭于茫茫人海之中，面对一些小小的过失，常常一个淡淡的微笑、一句轻轻的歉语就能带来理解和包容。

在人的一生中，常常因一件小事、一句不注意的话，使人不理解或不被信任，但不要苛求任何人，以律人之心律己，以恕己之心恕人，这也是宽容。所谓"己所不欲，勿施于人"也寓理于此。

一、学会宽容，意味着不再心存疑虑

法国 19 世纪的文学大师维克多·雨果曾说过这样的一句话："世界上最宽阔的是海洋，比海洋宽阔的是天空，比天空更宽阔的是人的胸怀。"雨果的话虽然浪漫，却也不无现实启示。

相传古代有位老禅师，一天晚上在禅院里散步，突见墙角边有一张椅子，他一看便知有位出家人违犯寺规越墙出去溜达了。老禅师也不声张，走到墙边，移开椅子，就地而蹲。少顷，果真有一小和尚翻墙，黑暗中踩着老禅师的脊背跳进了院子。当他双脚着地时，才发觉刚才踏的不是椅子，而是自己的师傅。小和尚顿时惊慌失措，张口结舌。但出乎小和尚意料的是师傅并没有厉声责备他，只是以平静的语调说："夜深天凉，快去多穿一件衣服。"

老禅师宽容了他的弟子。他知道，宽容是一种无声的教育。

在日常生活中，当你的"对手"出于内心的丑恶，在你背后说坏话、做坏事时，此时你想伺机报复，还是宽容？当你亲密无间的朋友，无意或有意地做了令你伤心的事情，此时你想从此分手，还是宽容？冷静地想一想，还是宽容为上。这样于人于己都有好处。

有人说宽容是软弱的像征，其实不然，有软弱之嫌的宽容根本称不上是真正的宽容。宽容是人生难得的佳境——一种需要操练、需要修行才能达到的境界。

心理学家指出：适度的宽容，对于改善人际关系和身心健康都是有益的。这种宽容，指的是对于子女或别人在生活、工作、学习中的过失、过错采取适当的"羞辱政策"，有效地防止事态扩大而加剧矛盾，避免产生严重后果。大量事实证明，不会宽容别人，亦会殃及自身。过于苛求别人或苛求自己的人，必定处于紧张的心理状态之中。由于内心的矛盾冲突或情绪危机难于解脱，极易导致机体内分泌功能失调，诸如使儿茶酚胺类物质——肾上腺素、去甲肾上腺素过量分泌，引起体内一系列劣性生理化学改变，造成血压升高、心跳加快、消化液分泌减少、胃肠功能紊乱等，并可伴有头昏脑涨、失眠多梦、乏力倦怠、食欲不振、心烦意乱等症候。紧张心理的刺激会影响内分泌功能，而内分泌功能的改变又会反过来增加人的紧张心理，形成恶性循环，贻害身心健康。有的过激者甚至失去理智而酿成祸端，造成严重后果。而一旦宽恕别人之后，心理上便会经过一次巨大的转变和净化过程，使人际关系出现新的转机，诸多忧愁烦闷可得以避免或消除。

二、宽容，意味着不再为他人的错误而惩罚自己

气愤和悲伤是追随心胸狭窄者的影子。生气的根源不外是异己的力量——人或事侵犯、伤害了自己（利益或自尊心等）。一言以蔽之，认定别人做错了，于是恶从胆边生，怒从心头起。凡此种种生理反应无非在惩罚自己，而且是为他人的错误，显然不值。

宽容地对待你的敌人、仇家、对手，在非原则的问题上以大局为重，你会得到退一步海阔天空的喜悦；化干戈为玉帛的喜悦；人与人之间相互理解的喜悦。要知你并非踽踽单行，在这个世界里，我们各自走着自己的生命之路，纷纷攘攘，难免有碰撞，所以即使心地最和善的人也难免要伤别人的心。如果冤冤相报，非但抚平不了心中的创伤，而且只能将伤害者捆绑在无休止的争吵战车上。

三国时，诸葛亮初出茅庐，刘备称之为"如鱼得水"，而关、张兄弟却未然。在曹兵突然来犯时，兄弟俩便"鱼"呀"水"呀地对诸葛亮冷嘲热讽。诸葛亮胸怀全局，毫不在意，仍然重用他们。结果新野一战大获全胜，使关、张兄弟佩服得五体投地。如果诸葛亮当初跟他们一般见识，争论纠缠，势必造成将帅不和、人心分离，哪能有新野一战和以后更多的胜利呢？

宽容是一种博大，它能包容人世间的喜怒哀乐；宽容是一种境界，它能使人跃止大方磊落的台阶。只有宽容，才能"愈合"不愉快的创伤；只有宽容，才能消除人为的紧张。

三、宽容，意味着不再患得患失

宽容，首先包括对自己的宽容。只有对自己宽容的人，才有可能对别人也宽容。人的烦恼一半源于自己，即所谓画地为牢、作茧自缚。电视剧《成长的烦恼》讲的都是烦恼之事，但是片中父母对儿女、邻居的宽容，最终都把烦恼化为捧腹的笑声。

芸芸众生，各有所长，各有所短。争强好胜失去一定限度，往往受身外之物所累，失去做人的乐趣。只有承认自己某些方面不行，才能扬长避短，才能不因嫉妒之火吞没心中的灵光。

宽容对待自己，就是心平气和地工作、生活。这种心境是充实自己的良好状态。充实自己很重要，只有有准备的人，才能在机遇到来之时不留下失之交臂的遗憾。知雄守雌，淡泊人生是耐得住寂寞的良方。轰轰烈烈固然是进取的写照，但成大器者，绝非热衷于功名利禄之辈。

俗语有"宰相肚里能撑船"之说。古人与人为善之美、修身立德的谆谆教诲警示于世人。一个人若胆量大，性格豁达，方能纵横驰骋。若纠缠于无谓鸡虫之争，非但有失儒雅，反则终日郁郁寡欢，神魂不定。惟有对世事时时心平气和、宽容大度，就能处处契机应缘、和谐圆满。

唐朝谏议大夫魏征，常常犯颜苦谏，屡逆龙鳞。可唐太宗宽容为怀，把魏征看做是照见自己得失的"镜子"，终于开创了史称"贞观之治"的太平盛世。

如果一语龃龉，便遭打击；一事唐突，便种下祸根；一个坏印象，便一辈子倒霉，这就说不上宽容，就会被百姓称为"母鸡胸怀"。真正的宽容，应该是能容人之短，又能容人之长。对才能超过者，也不嫉妒，惟求"青出于蓝而胜于蓝"，热心举贤，甘做人梯，这种精神将为世人所称道。

宽容的过程也是"互补"的过程。别人有此过失，若能予以正视，并以适当的方法给予批评和帮助，便可避免大错。自己有了过失，亦不必灰心丧气、一蹶不振，同样也应该宽容和接纳自己，并努力从中吸取教训，重新扬起工作和生活的风帆。

四、宽容，意味着有良好的心理外壳

宽容，对人对己都可成为一种无须投资便能获得的"精神补品"。学会宽容不仅有益于身心健康，且对赢得友谊，保持家庭和睦、婚姻美满乃至事业的成功都是必要的。因此，在日常生活中，无论对子女、对配偶、对老人、对学生、对领导、对同事、对顾客、对病人都要有一颗宽容的爱心。宽容，它往往折射出为人处世的经验、待人的艺术、良好的涵养。学会宽容，需要自己吸收多方面的"营养"，需要自己时常把视线集中在完善自身的精神结构和心理素质上。

当然，宽容绝不是无原则的宽大无边，而是建立在自信、助人和有益于社会基础上的适度宽大，必须遵循法制和道德规范。对于绝大多数可以教育好的人，宜采取宽恕和约束相结合的方法；对那些蛮横无理和屡教不改的人，则不应手软。从这一意义上说"大事讲原则，小事讲风格"，乃是应取的态度。

处处宽容别人，绝不是软弱，绝不是面对现实的无可奈何。在短暂的生命里程中，学会宽容，意味着更加快乐。宽容，可谓人生中的一种哲学。

要学会遗忘

要想学会生活，就要学会积极的遗忘。

要想活到老，遗忘不可少。

1. 忘掉年龄，保持旺盛活力

人的生理年龄是客观的，但心理年龄则不同，它反映了人的精神状态。有人刚过花甲之年，就不断暗示自己老了。这种消极心理是健康长寿的大敌。人们常说，"人不思老，老将不至"是有道理的。

2. 忘掉怨恨，宽容对事对人

一个人种下怨恨的种子，就想报复，甚至千方百计琢磨报复的方法、时机，使人一生不得安宁。忘掉怨气就能心平气和，对长寿大有裨益。

3. 忘掉悲痛，从伤心中解脱出来

如亲人遇到天灾人祸或死亡，常使人沉浸在悲痛之中不能自拔，时间过长即损害人的身心健康。因而遇到此类事时应想开一些，从中解脱出来。

4. 忘掉气愤，想得开忘得快

人一想到急事，容易急躁，气血堵塞，血压升高，心跳加快，甚至因气愤而死亡。其实，因一时之气而病死又有何益呢？

5. 忘掉忧愁，减少病痛缠身

多愁善感难免疾病抬头，现代医学认为忧愁是抑郁症的主要根源。

一生多愁善感会导致多种疾病缠身，最终让病魔夺去生命。

6. 忘掉悔恨，让过去的过去

凡是使人后悔的事都随着岁月的流逝而成为历史，应该提得起，放得下，总去想追悔莫及的事情，日久只能伤心、伤神，不利于健康长寿。

7. 忘掉疾病，减轻精神压力

人得了病多数被疾病困扰，总想身上的病，甚至担心日子不多，这样毫无益处。因为精神专注于病，会使免疫力下降，反而使疾病加重。得了病，泰然处之，从精神上战胜疾病。

8. 忘掉名利，活得更加潇洒

名利是人们一生都追逐的，必须正确对待。尤其是老人，只有忘掉名利，知足常乐，做个乐天派，才能健康长寿。